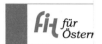 SpringerWienNewYork

Norbert Bachl

Werner Schwarz

Johannes Zeibig

Aktiv ins Alter

Mit richtiger Bewegung jung bleiben

Redaktionelle Bearbeitung: Karin Gruber

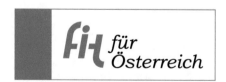

Eine Initiative des Bundeskanzleramtes
und der Österreichischen Bundes-Sportorganisation

SpringerWienNewYork

Univ.-Prof. Dr. med. Norbert Bachl
Leiter des Zentrums für Sportwissenschaft und Universitätssport der Universität Wien

Mag. Dr. Werner Schwarz
Sportwissenschaftler; Lektor am Institut für Sportwissenschaft der Universität Wien;
ehemaliger Cheftrainer der Schilanglauf- und der Mountainbike-Nationalmannschaft

Dr. med. Johannes Zeibig
Institut für Gesundheitsmanagement in Innsbruck

Redaktionelle Bearbeitung: Dr. Karin Gruber

© 2006 Springer-Verlag/Wien · Printed in Austria
SpringerWienNewYork ist ein Unternehmen von
Springer Science+Business Media
springer.at

Hergestellt im Auftrag von „Fit für Österreich",
einer Initiative des Bundeskanzleramts und der
Österreichischen Bundes-Sportorganisation, 1040 Wien
fitfueroesterreich.at

Fotos: Peter Huber, BG Zehnergasse, Wr. Neustadt
Umschlagbild: Getty Images/Couple hiking in hills of Germany/Altrendo
Druck: Holzhausen Druck & Medien GmbH, 1140 Wien, Österreich
Gedruckt auf säurefreiem, chlorfrei gebleichtem Papier - TCF
SPIN: 11776604

Mit zahlreichen Grafiken und Abbildungen

Bibliografische Information der Deutschen Nationalbibliothek
Die Deutsche Nationalbibliothek verzeichnet diese Publikation in der Deutschen Nationalbiblio-
grafie; detaillierte bibliografische Daten sind im Internet über http://dnb.d-nb.de abrufbar.

ISBN   978-3-211-35643-2 SpringerWienNewYork

Inhalt

Bewegung im Alltag, Sport und Training

Sehr geehrte Damen und Herren!

Älterwerden ist eine Tatsache, derer sich niemand entziehen kann und die unser aller Leben ganz entscheidend prägt. Älterwerden ist aber nicht das Ende des Jungseins und schon gar nicht der Anfang vom Ende. Älterwerden kann durchaus als Neubeginn verstanden werden, als Chance, Zeit für sich und seine eigene Befindlichkeit zu reservieren. Zeit die man sich in den so genannten jungen Jahren nicht wirklich genommen hat, weil dafür „keine Zeit" war. Dieses „Keine-Zeit-haben" geht zu Lasten des persönlichen Wohlbefindens, des freudvollen Umgangs mit dem eigenen Körper und nicht zuletzt zu Lasten der Gesundheit, deren Beeinträchtigung man in den späteren Jahren verstärkt spürt. Aber es ist nie zu spät und dies gilt auch und vor allem für die Verbesserung des persönlichen Wohlbefindens.

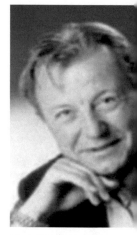

Mag. Karl Schweitzer
Staatssekretär für Sport

Das vorliegende Buch zeigt, dass es in der zweiten Lebenshälfte viele Möglichkeiten gibt, mit Bewegung und Sport das persönliche Wohlbefinden derart entscheidend zu verbessern, dass die Welt aus einem völlig anderen Blickwinkel betrachtet werden kann. Nämlich aus dem des aktiven Älterwerdens, mit hohem persönlichem Wohlbefinden und einem freudvollen Umgang mit (wieder)gewonnener Agilität.

Die Österreichische Bundes-Sportorganisation (BSO) und das Bundeskanzleramt Sport haben mit dem gemeinsamen Projekt „Fit für Österreich" eine österreichweite Initiative gestartet, deren Ziel es ist mehr Österreicherinnen und Österreicher zu Bewegung und Sport zu bringen, um deren persönliches Wohlbefinden und Lebenslust nachhaltig zu heben. Die positive Wirkung von Bewegung und Sport ist wissenschaftlich erwiesen und zigfach erprobt.
Die Autoren des vorliegenden Bandes haben im Sinne von „Fit für Österreich" speziell für Menschen in der zweiten Lebenshälfte einen äußerst praktikablen Leitfaden zum „aktiv Altern" verfasst. Wir sind davon überzeugt, dass Sie mit diesem Leitfaden ihr Lebensgefühl entscheidend verbessern können.

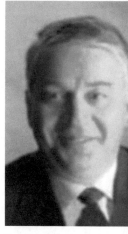

Dr. Franz Löschnak
*Präsident der
Bundes-Sportorganisation*

Aktiv Altern

Zu den Autoren

Univ.-Prof. Dr. med.univ. Norbert Bachl

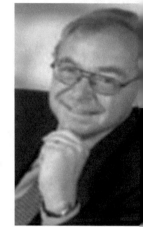

Studium der Humanmedizin, Facharzt für Medizinische Leistungs-
physiologie, 1991 Ernennung zum ordentlichen Univ.-Prof. für
Sport- und Leistungsphysiologie an der Universität Wien, seit 1994
Vorstand des Instituts für Sportwissenschaften der Universität
Wien, 1995–1998 Mitglied der Scientific Commission der Interna-
tional Federation of Sports Medicine (FIMS), seit 1997 Präsident
der Europäischen Gesellschaft für Sportmedizin (EFSMA), ab 1998
Mitglied des Executive Committee's der International Federation of
Sports Medicine (FIMS), 2002 Wissenschaftlicher Leiter der Sec-
tion Sportmedizin beim 7. IOC World Congress on Sports Sciences
Athen sowie Generalsekretär der Medizinischen Kommission des
Europäischen Olympischen Komitees (EOC), 2003 Mitglied der Me-
dical and Scientific Commission des Internationalen Olympischen
Komitees (IOC), seit 2004 Dekan des Zentrums für Sportwissen-
schaft und Universitätssport, seit 2005 Vorstandsmitglied der Anti-
Aging-Akademie.
Autor und Herausgeber von zahlreichen Büchern und wissenschaft-
lichen Publikationen.

Mag. Dr. Werner Schwarz

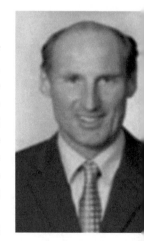

studierte Mathematik und Sportwissenschaften, zurzeit Direktor
des Bundessportgymnasiums Zehnergasse in Wiener Neustadt.
Staatlich geprüfter Schilanglauf- und Mountainbike-Trainer. Er be-
treute als Cheftrainer die Österreichische Schilanglauf-National-
mannschaft von 1988 bis 1992 und war in dieser Funktion auch
bei den Olympischen Winterspielen in Albertville 1992 verantwortlich, Cheftrainer der österreichischen Mountainbike-Nationalmannschaft 1994 bis 1996. Trainer im Rahmen der Sportwissenschaft-
lichen Koordination am Institut für Sportwissenschaften, sowie
Konsulent und Ausbildner der „UNIQA-Vital-Coaches".
Autor von zahlreichen Büchern, Publikationen in Tagungsbänden
und Fachzeitschriften.

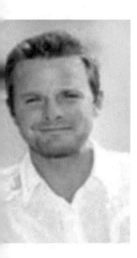

Dr. med. Johannes Zeibig

war zuerst am Olympiastützpunkt in Obertauern hauptsächlich mit der sportphysiologischen, medizinischen und mentalen Betreuung von Leistungssportlern betraut. Er ist und war in dieser Funktion unter anderem auch verantwortlich für die Rehabilitation von Skistars wie Hermann Maier oder Fredrik Nyberg. Zurzeit ist er Leiter des Zentrums für Gesundheit und Sport in der Alpen Therme Gastein, wo Leistungssportler und Private sich vor allem im Einzelcoaching seine Erfahrung zunutze machen.

Diverse Diplome im Bereich Komplementär-, Sportmedizin, im Bereich Coaching und Mentaltraining sowie Referent bei der österreichischen Sportärzteausbildung.

Autor von Publikationen im Bereich Gesundheitsvorsorge, Sportphysiologie und -psychologie.

Der Autor ist für Anregungen und Fragen erreichbar unter:
Institut für Gesundheitsmanagement, Tel.: +43 (0)512 361620 oder www.zeibig.at.

Einleitung

Sie halten dieses Buch in den Händen, weil für Sie persönlich Fitness, oder das Altern an sich ein Thema sind. Vielleicht haben Sie sich schon mit Hilfe von Büchern, Kursen, oder auch persönlicher Beratung Unterstützung gesucht, wenn es darum ging, Ihr persönliches Wohlbefinden, Ihre Belastbarkeit, oder einfach die Lebensqualität in der kommenden Zeit zu verbessern. Das bedeutet, dass Ihr Interesse an den modernen und wissenschaftlich begründeten Methoden, gesund und fit ins Alter zu wachsen, groß genug ist, um dieses Buch zu lesen.

Ganz gleich, wie alt Sie sind, wenn Sie körperlich inaktiv, vielleicht etwas übergewichtig sind, einen oder mehrere Risikofaktoren für Zivilisationserkrankungen aufweisen, hier finden Sie Lösungen für einen Weg zur Besserung Ihres Zustandes. Sind Sie vielleicht schon chronisch von einer dieser Erkrankungen betroffen, dann wird dieses Buch eine Unterstützung sein. Je untrainierter Sie sind, desto mehr werden Sie von diesem Buch profitieren, da es Ihnen Strategien zur Wiedererlangung bzw. Festigung der Gesundheit im Rahmen eines gesunden und erlebnisreichen Alterns aufzeigt.

Auch wenn Sie regelmäßig körperlich aktiv sind, joggen, schwimmen, bergsteigen, Ski fahren und Tennis spielen, und sich nach Ihrer Pensionierung noch einmal ein großes „Erlebnis" gönnen wollen, wie z.B. den Kailash zu umrunden, einige 4000er zu bezwingen, einen Marathon zu laufen oder Helikopter Ski fahren zu gehen – auch dann sollten Sie in diesem Buch blättern, da auch die wichtigsten Grundlagen für eine gezielte Leistungssteigerung vermittelt werden.

Wenn Sie gerade erst das 30. Lebensjahr überschritten haben, eine Familie gründen oder gegründet haben, übermäßig stark beruflichem Stress ausgesetzt sind und überdies noch viele andere Reize auf Sie einströmen – auch dann sollten Sie zu diesem Buch greifen, da Ihnen lebensstilgestaltende Ratschläge vermittelt werden, die es erlauben, trotz Mehrfachbelastungen gesund zu bleiben und diesen Zustand verbunden mit Fitness und Freizeiterleben sowie höherer Lebensqualität auch mit zunehmendem Alter zu erhalten.

Die wachsende Zahl der Menschen über dem 50. Lebensjahr und die daraus resultierenden sozialen und gesundheitlichen Probleme stellen unsere Gesellschaft vor schwierige Aufgaben, deren Finanzierbarkeit zu einer Herausforderung für die bestehenden und künftigen Generationen wird. Mindestens genau so wichtig ist aber der Wunsch, sich Gesundheit, Lebensfreude und hohe Lebensqualität bis ins hohe Alter zu erhalten.

Absicht dieses Buches ist es, zu motivieren und zu zeigen, welche Möglichkeiten jeder von uns besitzt, um seine Lebenssituation zu verbessern, gesund und leistungsfähig zu bleiben und damit auch im Alltag des Alters seine Unabhängigkeit zu erhalten.

Dieses Buch beruht auf einem einzigen Prinzip: dem Grundprinzip der „Aktivität" und das umfasst den ganzen Lebensstil! Daher sind auch Anregungen und Motivationshilfen für die psychische Bewältigung des „Älterwerdens" enthalten wie auch Hinweise zur richtigen Ernährung. Der Großteil freilich beschäftigt sich mit der körperlichen Leistungsfähigkeit – ihren Veränderungen im Lauf der Zeit, den Zusammenhängen zwischen Risikofaktoren, Krankheiten und körperlicher Aktivität sowie der schützenden Wirkung von Bewegung, Sport und Training. Viele Abbildungen und Photographien machen die wichtigen Bewegungs-, Sport- und Trainingsinhalte leicht fassbar. Einfache Handlungsanleitungen sollen es jedem Leser ermöglichen „seinen Weg zu finden", um mit Aktivität im Alltag, Sport und Training seine Lebensqualität zu erhöhen.

In diesem Sinn viel Freude mit diesem Buch! Lassen Sie sich durch die Autoren „verleiten", Ihren ganz persönlichen, gesunden Weg „Aktiv ins Alter" zu beschreiten!

Phänomen des Alterns

Wir Menschen haben ein zwiespältiges Verhältnis zum Altern. Als Kinder und Jugendliche würden wir gerne rasch erwachsen werden, dann nimmt die Sehnsucht zu, jung bleiben zu können beziehungsweise jünger zu sein. Die Frage, warum wir überhaupt altern, ist wohl so alt wie die Menschheit, ebenso die Suche nach Möglichkeiten, das Leben zu verlängern. Wir wollen in einem optimalen Gesundheitszustand alt werden – jung bleiben eben – und das Leben bis zu einem möglichst späten Ende genießen.

Das Alter ist ein höflicher Mann, einmal übers andere klopft er an, aber nun sagt niemand herein, und vor der Türe will er nicht sein, da klinkt er auf, tritt ein so schnell, und nun heißt's, er sei ein grober Gesell.

(J.W. Goethe)

Welches Alter ein Mensch erreicht, ist bis zu einem gewissen Grad so schicksalhaft wie der Ablauf der Zeit, denn unsere Lebenserwartung hängt zum Teil von dem in unseren Genen festgelegten Programm ab. Unser Organismus altert von Geburt an. Die Uhr tickt, Sekunde um Sekunde werden wir älter, niemand kann dem entrinnen. Wir müssen davon ausgehen, dass die Lebenskraft eines Individuums von vorne herein begrenzt ist und sich auf die optimale Funktion in der Periode der Fortpflanzung konzentriert. Danach kommt es zunehmend und immer deutlicher zu altersbedingten Beeinträchtigungen.

Aber der Mensch ist sozusagen eine „privilegierte Spezies", sein Handlungsspielraum geht über diese Naturgesetze hinaus. Im Gegensatz zu anderen Lebewesen kann er seinen Alterungsprozess beeinflussen. Damit wird Altern zu einem sehr individuellen Vorgang. Selbst fast gleich alte Geschwister können völlig verschieden wirken, viel jünger einerseits als auch viel älter andererseits.

Wann ist man eigentlich „alt"? Ab 60, 70 oder 80? Es ist unmöglich, einen Zeitpunkt zu nennen. Es gibt zwar offizielle Definitionen von Altersstufen und einige vor allem aus praktischen Gründen verwendete Festlegungen. Tatsache ist aber, dass das „biologische" Alter ganz und gar nicht mit dem „kalendarischen" Alter übereinstimmen muss.

Das biologische Alter ist ein Maß für Vitalität, Leistungsfähigkeit, Leistungsbreite, Belastbarkeit und Lebensqualität. Schwankungen im biologischen Alter sind besonders ausgeprägt bei Jugendlichen und dann wieder etwa ab dem 40. Lebensjahr. „Frühreife" und „spätreife" Jugendliche sind jedem bekannt, weniger bekannt dürfte sein, dass die Unterschiede im biologischen Alter später noch deutlicher hervortreten, dass der persönliche Einfluss hier sehr groß ist und es jedem ermöglicht, länger jünger und dynamisch zu bleiben. Das gilt für den ganzen Menschen mit seinen Fähigkeiten und Fertigkeiten auf körperlicher, intellektueller, psychischer und emotionaler Ebene.

> Kalendarisches Alter: Die Zahl der Lebensjahre - unveränderlich
> Biologisches Alter: Die tatsächliche Verfassung, kann einem höheren oder niedrigeren kalendarischen Alter entsprechen - beeinflussbar

Die Uhr tickt! Die Geschwindigkeit stellen Sie selbst ein.

Lebensinhalte, Lebensqualität und Lebenszufriedenheit unterscheiden sich von Mensch zu Mensch. Doch nie können sie auf dem Boden der Passivität, des Reagierens und Abwartens, des mit sich geschehen Lassens, des Jammerns und der Unzufriedenheit wachsen. Gesundheit und Lebenszufriedenheit – und damit letztlich auch eine hohe Lebenserwartung – brauchen Aktivität, also das Agieren, das Gestalten, das Verändern wollen, das positiv Denken und nach vorne Schauen. Eine Voraussetzung muss also immer erfüllt sein, um biologisch jünger zu bleiben: Das „Prinzip der Aktivität". Wichtig dabei ist: Wir können den Alterungsprozess gestalten und verzögern, wir können ihn aber nicht stoppen. Versprechungen in diese Richtung können unmöglich eingehalten werden.

Testen Sie Ihr biologisches Alter!

Starten Sie jetzt! Füllen Sie folgenden Fragebogen aus und seien Sie ehrlich zu sich selbst. Durch diesen Test können sie Grundsätzliches über Ihren Lebensstil und Risikofaktoren in Ihrem Leben erfahren, jedoch nicht über Ihre Lebenserwartung.

Ergebnis:
Weniger als 34 Punkte: Achtung! Sie sollten dringend Ihren Lebensstil verändern, denn Ihr biologisches Alter liegt zirka 10 Jahre über Ihrem tatsächlichen Alter.
34 – 45 Punkte: Vorsicht! Sie liegen 5 bis 7 Jahre über Ihrem tatsächlichen Alter. Um dies zu ändern, sollten Sie einiges an Ihrem Lebensstil verändern.
46 – 55 Punkte: Alles Okay! Ihr tatsächliches Alter scheint in etwa mit Ihrem biologischen Alter überein zu stimmen.
56 – 66 Punkte: Prächtig! Sie liegen 5 bis 7 Jahre unter Ihrem tatsächlichen Alter. Weiter so!
67 und mehr Punkte: Ausgezeichnet! Sie scheinen 10 und mehr Jahre jünger zu sein!

Wie ist ihr Gefühlszustand?

gelassen	☐	(6)
meist ausgewogen	☐	(4)
oft angespannt und überreizt	☐	(2)

Sind Sie sportlich aktiv?

nein	☐	(0)
ja, 1 – 3 Stunden pro Woche	☐	(2)
ja, 3 – 5 Stunden pro Woche	☐	(4)
ja, mehr als 5 Stunden pro Woche	☐	(6)

Sind Sie Raucher?

nein	☐	(8)
ja, 3 – 4 Stück pro Woche	☐	(4)
ja, bis zu 10 Stück pro Tag	☐	(2)
ja, mehr als 10 Stück pro Tag	☐	(0)

Achten Sie auf Ihre Ernährung?

ich esse ungleichmäßig, wenig Obst und Gemüse und oft Fastfood	☐	(0)
ich esse meist gesund	☐	(4)
ich esse wenig Fleisch, viel Obst, Gemüse und Vollkornprodukte	☐	(6)

Ist Ihre Haut jung?
Wenn Sie die Haut des Handrückens mit zwei Fingern nach oben ziehen, dann …

wird sie sofort wieder glatt	☐	(8)
nach kurzer Zeit wieder glatt	☐	(4)
dauert es einige Sekunden bis sie wieder glatt wird	☐	(0)

Gibt (gab) es schwere Krankheiten in Ihrer Familie? (Herz-Kreislauf-Beschwerden, Krebs, Diabetes …)

Keine	☐	(6)
ja, 1 – 2 Fälle	☐	(4)
ja, 3 – 4 Fälle	☐	(2)
ja, mehr als 4 Fälle	☐	(0)

Ich trinke täglich …

weniger als 1 Liter	☐	(2)
1 – 2 Liter	☐	(4)
2 – 2,5 Liter	☐	(6)

Schlafen Sie lange?

weniger als 5 Stunden	☐	(2)
5 – 6 Stunden	☐	(4)
7 – 9 Stunden	☐	(6)

Kennen Sie Ihren Body-Mass-Index?

18 – 25	☐	(6)
25 – 30	☐	(4)
unter 18 bzw. über 30	☐	(2)

Haben Sie einen hohen Blutdruck?

unter 129/80 mm Hg	☐	(6)
zwischen 121/81 und 140/90 mm Hg	☐	(4)
zwischen 141/91 und 150/95 mm Hg	☐	(2)
höher als 151/96 mm Hg	☐	(0)

Trinken Sie viel Alkohol?

täglich mehrere Gläser Wein, Bier und/oder Hochprozentiges	☐	(0)
täglich nicht mehr als 2 Gläser Wein oder Bier, keine hochprozentigen Getränke	☐	(4)
mehrmals pro Woche 1 – 2 Gläser Wein und/oder Bier	☐	(6)
niemals	☐	(6)

Sie leben …

in einer glücklichen Beziehung	☐	(6)
als glücklicher Single	☐	(4)
als Single, aber nicht zufrieden damit	☐	(2)
in einer unglücklichen Beziehung	☐	(0)

Sind Sie mental fit und aktiv?

Was in der Welt passiert interessiert Sie weniger	☐	(0)
Sie lesen viel und beschäftigen sich mit Denksportaufgaben	☐	(6)
Sie haben Probleme mit dem Erlernen von Neuem	☐	(4)

SUMME:

Lang leben und g'sund bleiben

Jeder Mensch wünscht sich ein langes, gesundes Leben und einen schönen (schnellen) Tod.
Die Realität ist aber zunehmend anders, nämlich: ein kürzeres, krankes Leben und ein langer (leidvoller) Tod! Ein Blick in die Krankheitsstatistiken der Ärzte und Spitäler in Österreich zeigt, dass mehr als die Hälfte der Menschen das zweite Drittel ihres Lebens

Geh'n Sie's an:
Rein in's
„Aktiv Älterwerden"!

dazu benützen müssen, die Sünden des ersten Drittels so weit gut zu machen, dass sie das dritte Drittel wenigstens anleben können! Im Hinblick darauf, dass der Anteil älterer und alter Menschen in der Bevölkerung in den kommenden Jahren dramatisch steigen wird, eröffnet das besorgniserregende Aussichten.

Mit 90 noch fest zupacken statt mit 50 den Löffel abgeben.

Abgesehen von der gesamtgesellschaftlichen Entwicklung, für die wir alle unseren Beitrag leisten und Verantwortung tragen müssen: Wir dürfen „egoistisch" sein. Ist es nicht ein herausragendes Ziel und Bestreben für jeden von uns, die zur Verfügung stehende Lebensspanne so nutzen, dass wir in jedem Lebensalter das Potential haben, unser Leben nach unseren Wünschen und Sehnsüchten gestalten zu können? Dies bedarf freilich einer gewissen Anstrengung. Es bedarf jener Aktivität, die lebens- und gesundheitsgestaltend – und damit gesundheitserhaltend – bis ins hohe Alter wirkt. Es zahlt sich aus aktiv zu werden, denn es gibt kaum mächtigere Schutzfaktoren für Gesundheit und „erfolgreiches" Altern mit bleibender Lebensqualität wie Bewegung, Sport und Training.

Form und Funktion – ein biologisches Grundgesetz!

„Alle Teile des Körpers, die eine Funktion haben, werden sich gesund und wohl entwickeln und altern langsamer, sofern sie mit Maß gebraucht und in Arbeiten geübt werden, an die man gewohnt ist. Wenn sie aber nicht benutzt werden und träge sind, neigen sie zu Krankheit, wachsen fehlerhaft und altern schnell."

(Hippokrates, etwa 400 v.Chr.)

Das Wissen um diese biologischen Gesetzmäßigkeiten ist alt, gilt nach wie vor und wird immer wieder eindrucksvoll bestätigt. Eines der besten Beispiele dafür ist die Muskulatur. Wenn Sie Ihre Muskeln regelmäßig beanspruchen, z.B. durch Krafttraining, nimmt die Muskelmasse zu. Sie haben mehr Kraft, die Gelenke werden besser geführt und die Haltung unterstützt. Dieses biologische Grundgesetz gilt für alle Organe und Organsysteme des Menschen. Umgekehrt verschlechtert sich die Funktion, wenn ein Organ nicht ausreichend beansprucht wird. Ob aufgrund langjähriger körperliche Inaktivität, krankheitsbedingter Bettruhe oder längerem Aufenthalt im Weltraum – völlig verschiedenen Situationen also – die Folge ist dieselbe: Funktionsverlust. Bei Astronauten zum Beispiel, wo neben der Inaktivität auch der Entfall der Schwerkraft eine Rolle spielt, verliert die Streckmuskulatur der Kniegelenke schon nach einer Woche 25 Prozent ihrer Kraft, nach vier Wochen sind es bereits 50 Prozent. Das bleibt so, wenn nichts dagegen getan wird. Die einzige geeignete Gegenmaßnahme: eineinhalb bis zwei Stunden tägliches Training. Den meisten von uns wird ein anderes Beispiel vertrauter sein, nämlich die Folgen einer Gips-Ruhigstellung von Gliedmaßen nach Unfällen und Operationen. Einige Zentimeter Verlust an Muskelumfang, beispielsweise an der Oberschenkelmuskulatur sind dann durchaus möglich!

Was beim Älterwerden passiert

Welche Veränderungen laufen in unserem Körper nun ab, wenn wir älter werden? Die wichtigsten leistungsrelevanten Organ- und Funktionsveränderungen lassen sich drei Organsystemen zuordnen: Herz-Kreislauf und Atmung; Bewegungsapparat; neuromuskuläre Einheit – Zusammenspiel von Nerven und Muskeln.

Ihre wichtigsten Verbündeten für ein erfolgreiches Altern: Aktivität, Bewegung und Sport.

Herz-Kreislaufsystem – Atmung
Herz:
- Zunahme des Herzgewichts, Einlagerung brauner Pigmentierung in die Herzmuskelzellen
- Zunahme kleiner Bindegewebsherde im Herzmuskel
- Zunehmende Einlagerung von Bindegewebe und Fettgewebe in den Muskelbündeln
- Alterung des Herzerregungssystems und bindegewebige Veränderungen des Reizleitungssystems
- Bindegewebige Veränderungen und Versteifung des Klappengewebes
- Zunahme der Herzarbeit

Kreislauf:
- Anstieg des systolischen (oberer = höherer Wert) und des diastolischen (unterer = niedrigerer Wert) Blutdrucks
- Verlangsamung der Kreislaufregulation
- Abnahme der Elastizität der Arterien mit Wandverdickung und Wandschlängelung
- Abnahme des Blutvolumens, des arteriellen Sauerstoffdrucks sowie der Aufnahmefähigkeit für Sauerstoff

Lunge:
- Abnahme der Alveolenzahl (Endverzweigungen der Bronchien) – Verringerung der Gesamtfläche für den Gasaustausch, bindegewebige Veränderungen des Strukturfasergerüstes
- Geringere Elastizität der Lunge, Verdickungen an den Gefäßwänden der Lungenkapillaren (feinste Verzweigungen der blutführenden Gefäße der Lunge) – verminderter Sauerstoffaustausch, Einschränkung der Bewegungsfähigkeit und der Erweiterungsfähigkeit des gesamten Brustkorbes

Folgen für die Funktion:
Ein Vergleich von 20- bis 30-Jährigen mit 75- bis 80-Jährigen.
- Maximale Sauerstoffaufnahme: weniger als 40 bis 45 % (10 % pro Dekade beim Mann, 7 bis 8 % bei der Frau)
- Fassungsvermögen der Lunge: weniger als 40 bis 45 %
- Maximale Ventilation („Belüftung"), maximales Atemminutenvolumen: weniger als 50 bis 55 %
- Maximale Herzfrequenz: 220 minus Lebensalter
- Maximales Herzminutenvolumen: weniger als 40 %
- Säure-Basenregulationsgeschwindigkeit im Blut: weniger als 70 bis 80 %

Gegenstrategie: Ausdauertraining
Die maximale Sauerstoffaufnahme ist das wichtigste Maß für die Ausdauerleistungsfähigkeit, das heißt für die Funktionstüchtigkeit von Herz, Kreislauf, Lunge und Muskulatur als „Sauerstoff umsetzendes Organ"; für die Funktion des Energiestoffwechsels sowie die Steuerung durch das Hormon- und das „unwillkürliche" (vegetative) Nervensystem. Je höher der Maximalwert der Sauerstoffaufnahme in der Jugend ist, desto höher bleibt er bei gleich bleibendem Training auch mit zunehmendem Lebensalter. Es ist aber nie zu spät, mit Ausdauertraining zu beginnen. Die Ausdauerleistung kann in jedem Alter verbessert werden und das schon nach relativ kurzer Zeit. Außerdem: ein aktiver Lebensstil erhöht auch in fortgeschrittenem Alter die Verfügbarkeit von Stammzellen, also jener Zellen, die für die Erneuerung von Körpergewebe sorgen.

Wussten Sie, dass ...
... 70-Jährige die Marathondistanz in weniger als drei Stunden laufen können?
... ein 90-jähriger Marathonläufer nach 4 Stunden, 58 Minuten und 56 Sekunden ins Ziel kam?
... und ein 98-jähriger nach 7 Stunden und 33 Minuten?

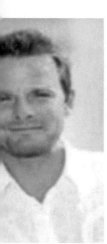

Dr. med. Johannes Zeibig

war zuerst am Olympiastützpunkt in Obertauern hauptsächlich mit der sportphysiologischen, medizinischen und mentalen Betreuung von Leistungssportlern betraut. Er ist und war in dieser Funktion unter anderem auch verantwortlich für die Rehabilitation von Skistars wie Hermann Maier oder Fredrik Nyberg. Zurzeit ist er Leiter des Zentrums für Gesundheit und Sport in der Alpen Therme Gastein, wo Leistungssportler und Private sich vor allem im Einzelcoaching seine Erfahrung zunutze machen.

Diverse Diplome im Bereich Komplementär-, Sportmedizin, im Bereich Coaching und Mentaltraining sowie Referent bei der österreichischen Sportärzteausbildung.

Autor von Publikationen im Bereich Gesundheitsvorsorge, Sportphysiologie und -psychologie.

Der Autor ist für Anregungen und Fragen erreichbar unter:

Institut für Gesundheitsmanagement, Tel.: +43 (0)512 361620 oder www.zeibig.at.

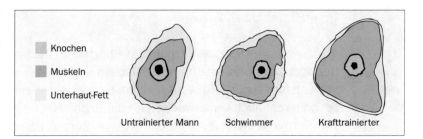

Knochen
Muskeln
Unterhaut-Fett

Untrainierter Mann   Schwimmer   Krafttrainierter

Knochen:

- Verlust an Mineralsalzen (bei Frauen ab dem 30. bis 35. Lebensjahr 0,75 bis 1 %, ab der Menopause etwa 2 bis 3 % pro Jahr, bei Männern über 50 etwa 0,4 %)
- Erweiterung der Spongiosa (innere Knochensubstanz)
- Verschmälerung der Corticalis (äußere Knochensubstanz), also insgesamt Abnahme der Knochendichte und Knochenmasse; der Knochen wird spröder, poröser und brüchiger und weniger belastungsfähig; die Knochenbruchgefahr steigt – vor allem bei Frauen, Wirbelkörper können zusammengedrückt werden

Folgen für die Funktion:

Verringerung der Maximalkraft und der Kraftanstiegsgeschwindigkeit, besonders bei dynamischer Kraftanstrengung, bei schnellen Kontraktionen sowie bei Muskeln, die selten beziehungsweise über große Gelenkswinkel eingesetzt werden.
Die Muskelmasse eines 70 Kilo schweren, untrainierten Mannes kann sich zwischen dem 30. und 70. Lebensjahr von etwa 36 auf rund 23 Kilogramm reduzieren. Gemeinsam mit anderen Faktoren, vor allem Erkrankungen, hat das fatale Folgen. In vielen Ländern sind 5 bis 10 Prozent der über 75-Jährigen nicht mehr im Stande oder haben Schwierigkeiten, 400 Meter ohne Unterbrechung in mittlerem Tempo zu gehen, ein Gewicht von 11 Kilogramm zu tragen oder aus einem Sessel ohne Zuhilfenahme der Arme aufzustehen.

Gegenstrategie:

Sie werden staunen, was Ausdauersport alles aufbaut.

Krafttraining, insbesondere Kraftausdauer-, Aufbautraining, bei speziellen Fragestellungen Maximalkrafttraining: Erhöhung der Muskelmasse, der Muskelleistung, der Muskelkraft. Hintanhalten altersbedingter negativer Veränderungen der Muskulatur.

Neuromuskuläre Einheit – Zusammenspiel von Muskeln und Nerven

Neben der Abnahme der Muskelmasse kommt es im Lauf der Zeit auch zu Veränderungen am Nervensystem und an jenen Nervenenden, die für die Muskelerregung verantwortlich sind. Die Nervenleitgeschwindigkeit nimmt um etwa 10 bis 15 Prozent ab, die Anzahl der Nervenfasern reduziert sich um etwa 30 Prozent. Dasselbe gilt für die Anzahl der Schaltstellen zwischen Nerven und Muskeln, die sogenannten motorischen Endplatten. Auch die Aktivität der Überträgersubstanzen an diesen Schaltstellen nimmt ab.

Die Gehirnmasse kann bis zum 80. Lebensjahr um 15 bis 20 Prozent oder mehr abnehmen. Nervenzellen und Nervenverzweigungen werden weniger. Die Bildung von Nervenbotenstoffen ist reduziert, es kommt zu Einlagerung von Alterspigmenten, die Gehirndurchblutung wird vermindert. Besonders stark scheint dabei das Kleinhirn betroffen zu sein, das für die Koordination von Bewegungsabläufen zuständig ist.

Folgen für die Funktion:
Die Verlangsamung der informationsverarbeitenden Prozesse führt zu einer Verschlechterung der Gedächtnisleistung und der Entscheidungsfähigkeit sowie der geistigen Funktionen besonders im Hinblick auf eine schnelle räumliche und zeitliche Orientierung. Mit zunehmendem Alter nimmt das Koordinationsvermögen ab, die Bewegungen werden langsamer, weniger zielgenau und weniger geschmeidig. Auch diese Veränderungen sind schicksalhaft, Sie können sie durch bestimmte körperliche Aktivitäten aber mildern.

Gegenstrategie:
Koordinations-, Beweglichkeits- und Gleichgewichtstraining entweder isoliert oder „spielerisch" durch verschiedene Ballspiele oder Sportarten mit hohen Gleichgewichts- und Koordinationsanforderungen. Dazu gehören zum Beispiel alpiner Schilauf, Schilanglauf oder Mountainbiken im Gelände. Die hervorragenden Leistungen von über 70-jährigen Tennisspielern und Golfern sind ein Beispiel der Trainierbarkeit von koordinativen und kognitiven Funktionen. Hier fallen die Unterschiede zwischen aktiven, trainierten und inaktiven, untrainierten Personen ganz besonders auf.

Warum altern wir eigentlich?

Bakterien leben „ewig": Die eine Zelle, aus der sie bestehen, vermehrt sich durch Zweiteilung. Höhere Organismen, die aus mehr Zellen bestehen, sind „sterblich". Es gibt zwar Hinweise, dass es mehrzellige Organismen gibt, die gleichzeitig „unsterblich" sind. Diese können aber getrost als Ausnahmen angesehen werden.

122 Jahre alt werden – wie geht denn das?

Jede Art von Lebewesen hat eine charakteristische maximale Lebensspanne. Dieser Wert beträgt zum Beispiel für eine Eintagsfliege einen Tag, für Hunde etwa 12 bis 15 Jahre, für Pferde etwa 30 Jahre und für den Menschen etwa 120 Jahre. Das dürfte schon sehr lange so sein. Schon in der Bibel wird erwähnt, dass damals nicht wenige Menschen 80 Jahre alt wurden.

Auf jeden Fall stellt sich hier die Frage, wodurch die maximale Lebensdauer eines Lebewesens festgelegt wird und welche Prozesse für das Altern verantwortlich sind. Derzeit gibt es mehr als 300 verschiedene Theorien des Alterns, die weitgehend ineinander greifen. Kein Wunder – sind doch auch sämtliche biologische Prozesse im Körper untereinander verwoben. So könnte Altern durch ein genetisches Programm festgelegt sein; durch den „Verbrauch" von schützenden Mechanismen für die Gene; durch die Anhäufung schädlicher genetischer Veränderungen, sogenannter Mutationen.

Stress beschleunigt den Alterungsprozess. Machen Sie kaputt, was Sie kaputt macht.

Weiters dürften Abnutzungs- und Stressphänomene beteiligt sein, wobei die freien Radikale eine wichtige Rolle spielen. Diese extrem „reaktionsfreudigen" Moleküle entstehen zwar ständig im Lauf des Stoffwechsels, wenn ihre Bildung aber noch gefördert wird beziehungsweise die körpereigenen Schutz- und Reparaturmechanismen geschwächt werden, nehmen sie Überhand und können zu schweren Schäden führen, allen voran zur Entstehung von Krebs. Auch die Steuerung des Hormonsystems und die Hormone selbst verlieren im Lauf der Zeit an Funktionalität. Hier kommt auch Stress ins Spiel: Das Stresshormon Cortisol beeinträchtigt den Hormonhaushalt und beschleunigt so den Alterungsprozess. Jedenfalls: Nahezu alle Tipps und Tricks für ein gesundes Altern in diesem Buch basieren auf wissenschaftlichen Erkenntnissen zum Altern und auf einer oder mehreren der vielen Alternstheorien.

Hormone gegen das Altern?

Im Prinzip können verschiedene Hormone auch in fortgeschrittenem Alter durch Zuführung entsprechender Präparate auf ein Funktionsniveau um das 35. bis 40. Lebensjahr eingestellt werden. Das trifft zum Beispiel auf das Wachstumshormon HGH, Geschlechtshormone und das „Schlafhormon" Melatonin zu. Dabei sind durchaus positive Effekte zu erzielen, zu beachten ist aber auch: Derzeit liegen kaum Erkenntnisse über Langzeitwirkungen beziehungsweise Langzeitnebenwirkungen solcher Hormonpräparate vor, die ständig genommen werden müssen. Außerdem ist noch nicht geklärt, wie sich deren Einnahme langfristig auf die Gesundheit auswirkt. Alles in allem ist eine Hormonersatztherapie daher nur in bestimmten Fällen sinnvoll. Ganz abgesehen davon: Aufhalten kann man das Altern damit nicht.

Maximales Lebensalter und durchschnittliche Lebenserwartung

Wie alt, glauben Sie also, kann ein Vertreter der „Spezies Mensch" theoretisch werden? Laut Aussagen der entsprechenden Experten liegt die Lebenserwartung etwa bei dem Siebenfachen des Knochenreifungsalters, was ein mögliches Lebensalter von etwa 115 bis 125 Jahren bedeutet. Dass dies keine Fiktion ist, zeigen die „Lebensalter-Weltrekorde". Den absoluten Weltrekord hält eine Französin mit 122 Jahren, 5 Monaten und 14 Tagen, danach folgt ein Japaner mit 120 Jahren und 237 Tagen. In einigen Enklaven, besonders im mittel- und zentralasiatischen Bereich, liegt das mittlere Lebensalter verschiedener Bevölkerungsteile zwischen 105 und 110 Jahren. Die maximalen Lebensspannen sind weit von unserer mittleren Lebenserwartung entfernt, die in Österreich für Männer derzeit mehr als 76 und für Frauen mehr als 82 Jahre beträgt.

In den vergangenen hundert Jahren ist die Lebenserwartung rasch und drastisch gestiegen und zwar durch die Eindämmung von Seuchen und anderen Infektionskrankheiten, durch die Fortschritte in Diagnostik und Therapie bestimmter Erkrankungen und den Rückgang von Unfällen sowie die Verbesserung der Hygiene. Dass dieser Trend im gleichen Ausmaß anhält, kann bezweifelt werden, da insbesondere in den letzten vier Jahrzehnten Bewegungsarmut, Fehl- und Überernährung, Lebensgeschwindigkeit und Stressbelastung sowie Umweltrisiken dramatisch gestiegen sind.

Leben Sie das „Energiesparmodell"

Ein Geheimnis der Langlebigkeit scheint auch im Umgang mit der Lebensenergie zu liegen. Leben kann also auch als „Energiesparmodell" aufgefasst werden. Wer seinen Energievorrat schneller verbraucht, wird nicht so alt wie ein Mensch, der seine Ressourcen schützt. Anders gesagt: Je schneller man lebt, desto schneller ist man damit fertig. Zum rascheren Verbrauch des Energievorrats tragen verschiedene Faktoren bei wie

Schon über 70 oder 80? Keine Ausrede! Steigern Sie ihre Lebensaktie um 100 Prozent!

- eine hektische Lebensweise,
- eine überstrapazierte Stoffwechselleistung des Körpers durch Nahrung im Überfluss,
- verschiedene Stoffwechselleiden,

- die übermäßige Ansammlung von „freien Radikalen", die der Körper neutralisieren muss,
- aber auch exzessive Bewegung.

Freilich gibt es auch „Risikofaktoren" außerhalb des Einflussbereichs des Einzelnen, die den Alterungsprozess beschleunigen. Kriegs- oder Krisenzeiten mit Mangelversorgung und hohen psychischen Stressoren sind extrem belastend, ebenso Lebensräume beziehungsweise Umweltbedingungen mit schlechter Lebensmittelversorgung und mangelhafter medizinischer sowie hygienischer Infrastruktur. Dasselbe gilt für individuelle Schicksalsschläge und Krankheiten, besonders solche mit erblicher Veranlagung. Nicht zu vergessen sind Einflüsse, die aus den Interaktionen eines Menschen mit seinem psychologischen und sozialen Umfeld entstehen. Umso wichtiger ist die Suche nach Schutzfaktoren.

Analysiert man die Lebensläufe von Menschen mit Lebensspannen jenseits der hundert Jahre, sind regelmäßige physische Aktivität – auch im Arbeitsprozess –, maßvolle Ernährung, geringer Zeitdruck sowie soziale Integration als die wichtigsten Kriterien für das hohe Alter zu finden. Wie Sie sehen, handelt es sich zum Großteil um Lebensstil- und Umweltfaktoren, natürlich auf der Basis einer ausreichenden medizinischen Versorgung.

Aktivität als Energiequelle: So erreichen Sie Ihre volle Leistung

Es geht also einerseits darum, seine Energie nicht zu verschwenden, sofern es in der Macht des Einzelnen steht. Andererseits geht es darum, seine Energie sinnvoll einzusetzen. Es gibt einen ganz klaren Zusammenhang zwischen dem „Lebensprinzip Aktivität" und der Erhaltung der Leistungsfähigkeit, also der körperlichen und psychischen Kapazität eines Menschen. Je aktiver Sie Ihr Leben gestalten, desto länger bleiben Ihre Lebensleistungskurven auf einem erhöhten Niveau.

Ganz entscheidend ist dabei ein Punkt: Was damit erreicht werden kann und soll, ist nur in zweiter Linie eine Verlängerung der Lebensspanne. In erster Linie geht es darum, Hilfsbedürftigkeit und Gebrechlichkeit möglichst lange hinaus zu schieben und vielleicht gar nicht eintreten zu lassen. Eine erhöhte Leistungsfähigkeit verlängert die Zeitspanne, die wir in guter Lebensqualität leben können.

Es ist nie zu spät! Sie können in jedem Lebensabschnitt eingreifen und Ihre Leistungsfähigkeit auf allen Ebenen steigern. Wissenschaftliche Untersuchungen belegen eindrucksvoll, welche Leistungssteigerungen sich noch weit über 80 mit einem gezielten Training erreichen lassen. Doch es ist auch nie zu früh! Wenn das „Prinzip der Aktivität" von Jugend an beachtet und eingehalten wird, wird die Leistungsfähigkeit später umso besser sein.

Sie glauben, es ist zu spät für Bewegung und Aktivität? Da täuschen Sie sich aber.

Was jenseits der 70 oder 80 an Leistungssteigerung noch möglich ist, zeigt zum Beispiel folgende Studie: Eine Gruppe körperlich inaktiver 65-jähriger Männer und Frauen wurde 12 Jahre lang regelmäßig untersucht und die Entwicklung ihrer Körperkraft aufgezeichnet. Mit 77 Jahren hatten die Studienteilnehmer im Schnitt um 24 Prozent weniger Körperkraft als mit 65. Nun folgte eine Trainingsphase. Dreimal wöchentlich absolvierten die Probanden ein Kraftausdauertraining. Der Erfolg war beeindruckend. Nach nur 12 Wochen hatten die Teilnehmer zwei Drittel ihrer in den vergangenen 12 Jahren verlorenen Kraft wieder gewonnen!

Wussten Sie, dass...

- ... die Muskulatur nicht nur zum Schutz der Gelenksführung dient und für Ihre gute Haltung verantwortlich ist, sondern auch eines der stoffwechselaktivsten Organe darstellt? Mehr Muskelmasse bedeutet daher mehr Grundumsatz und das wiederum mehr Kalorienverbrauch.
- ... sich regelmäßiges Krafttraining positiv auf den Eiweißstoffwechsel auswirkt?
- ... besonders Kraft- und Kraftausdauertraining die Ausschüttung aufbauender Hormone steigert? Und die Produktion des männlichen Sexualhormons Testosteron ankurbelt?
- ... Krafttraining immer besser wirkt als die Gabe des Wachstumshormons MGF?

Was heißt hier alt?

- Die Bestleistung im 100-Meter-Lauf bei Frauen liegt in der Altersgruppe von 65-69 Jahren nur 2,1 Sekunden über derjenigen der Altersgruppe von 40-44 Jahren.
- Die Bestleistung im 100-Meter-Lauf bei Männern liegt in der Altersgruppe über 75 Jahren nur 2,94 Sekunden über derjenigen der Altersgruppe von 40-44 Jahren.
- Die Bestleistung im Hochsprung bei Frauen liegt in der Altersgruppe von 65-69 Jahren bei 1,15 m, in der Altersgruppe von 40-44 Jahren bei 1,66 m.

Werden Sie zum Albtraum Ihrer schlaffen Enkelkinder!

○ Die Bestleistung im Hochsprung bei Männern liegt in der Altersgruppe über 75 Jahren bei 1,28 m, in der Altersgruppe von 40-44 Jahren bei 2 m.

Zivilisationskrankheiten –
nein danke!

Wir alle wissen, dass Gesundheit – wie auch immer sie subjektiv empfunden wird – der wichtigste Baustein für Lebenszufriedenheit ist, für Wohlbefinden, Agilität und Leistungsfähigkeit. Wir wissen aber auch, dass immer wieder Störungen eintreffen können und völliges Wohlbefinden nicht auf Dauer herstellbar ist. Ein gesunder Organismus ist jedoch im Stande, diese Störungen auszugleichen. Wissenschafter sprechen hier von „Reagilibität", womit im Prinzip Reaktionsfähigkeit gemeint ist. Die Fähigkeit, auf Störungen angemessen zu reagieren und sich geänderten Bedingungen anzupassen, gründet sich auf eine regelmäßige „Inanspruchnahme" unseres Organismus – und damit sind wir wieder bei der „Lebensaktivität" auf physischer und psychischer Ebene!

Lassen Sie sich nicht stören!

Demgegenüber kann Krankheit als Reaktionsstarre aufgefasst werden, als Einschränkung oder Verlust der Ausgleichsmöglichkeiten des Organismus. Hier kommen die berüchtigten „Risikofaktoren" für die Gesundheit ins Spiel. Je mehr sich davon ansammeln, umso eher wird der Organismus in Richtung Reaktionsstarre und damit Krankheit gehen.

Von Risikofaktoren zu Zivilisationskrankheiten

Zivilisationskrankheiten wie Diabetes mellitus Typ 2 („Altersdiabetes") oder Herz-Kreislauferkrankungen spielen in den industrialisierten Ländern heute eine enorme und weiter zunehmende Rolle. Gerade diese Krankheiten sind ganz entscheidend durch Risikofaktoren geprägt, die wir zum Großteil durch unseren Lebensstil selbst bestimmen. Wenn man jung ist, wird man noch nicht viel davon bemerken. Mit zunehmendem Alter dafür umso mehr. Dann kommen nämlich ganz natürliche weitere Risikofaktoren hinzu, die dann nicht mehr kompensiert werden können. Diese Risikofaktoren haben die fatale Eigenschaft, dass sie sich gegenseitig verstärken: Zivilisationskrankheiten werden spürbar und sichtbar. Dazu kommt, dass viele verlernt haben, auf die Warnsignale ihres Körpers zu achten und entsprechend darauf zu reagieren. Ehrlich – haben Sie nicht auch schon einmal Hilferufe ihres Körpers ignoriert, mit Koffein, Nikotin, Alkohol oder Medikamenten gedämpft – oder einfach verdrängt?

Nicht von ungefähr sind Herz-Kreislauferkrankungen in den industrialisierten Ländern die Todesursache Nummer 1. Risikofaktor Nummer 1 dabei ist wiederum die körperliche Inaktivität. Sie erhöht die Wahrscheinlichkeit von Herz-Kreislauferkrankungen und Schlaganfall um sage und schreibe 50 Prozent! Nicht nur das, auch die meisten anderen beeinflussbaren Zivilisationskrankheiten sind eng mit Bewegungsmangel und Inaktivität verknüpft. Experten sprechen daher von einem „Sedentary Death Syndrom", was übersetzt in etwa „Tod-durch-sitzende-Lebensweise" heißt.

Bewegung ist die beste Gesundheitsvorsorge.

Körperliche Inaktivität setzt einen regelrechten Teufelkreis in Gang: Bewegungsmangel verringert die körperlichen und bis zu einem gewissen Grad auch die geistigen Fähigkeiten sowie die Belastbarkeit auf allen Ebenen. Man fühlt sich „alt", lebt „alt" und versinkt immer weiter in die Inaktivität. Organe und Funktionssysteme „verrosten", die verschiedensten Regelkreise „entgleisen". Weltweite Statistiken sprechen für sich: Etwa ein Drittel der frühzeitigen, vermeidbaren Todesfälle ist durch körperliche Inaktivität, Überernährung beziehungsweise Fehlernährung bedingt, ergänzt durch Rauchen und Alkoholmissbrauch.

Ein Gramm Prävention ist mehr als ein Kilogramm Therapie.
(C. Cooper)

Die Weltgesundheitsorganisation hat berechnet, dass in 15 bis 20 Jahren 70 Prozent der Todesfälle lebensstilbedingt sein werden, denn die Patienten mit Zivilisationskrankheiten werden immer jünger. Übergewicht, Diabetes, Gefäßveränderungen wie Arteriosklerose, Herz-Kreislauferkrankungen und Erkrankungen des Bewegungsapparats sind längst keine Domäne der Älteren mehr. Bereits jedes 8. bis 10. österreichische Kind ist übergewichtig, jedes 15. bis 20. fettleibig – Tendenz stark steigend. Untersuchungen an österreichischen Schulen zeigen, dass die Leistungsfähigkeit der Kinder und Jugendlichen punkto Ausdauer, Kraft, Beweglichkeit und Koordination schlechter wird. Das geht Hand in Hand mit einer stetigen Zunahme sitzender Tätigkeiten, insbesondere der TV-Konsumstunden, wie auch internationale Studien beweisen. Von Kindesalter an bewegen wir uns zu wenig, essen zu viel, zu fett und zu süß. Es wird zuviel geraucht und zuviel getrunken. Viele fühlen sich von zuviel negativem Stress in ihrem Leben belastet.

Wir haben es hier mit einer „Zeitbombe" zu tun: Da ja die Lebenserwartung dank der modernen Medizin nach wie vor steigt, Zivilisationskrankheiten aber immer früher auftreten, sind immer mehr Menschen immer länger krank. Immer mehr Menschen verbringen einen immer größeren Teil ihres Lebens als Patienten.

Depressionen

Krebserkrankungen
v.a. Brust- und
Dickdarmkrebs

Frühzeitige Sterblichkeit
„Sedentary Death
Syndrom" -
„Tod-durch-sitzende-
Lebensweise-Syndrom"

Fettstoffwechsel-
störungen
zu viel „schlechtes"
Cholesterin (LDL),
zu wenig „gutes"
Cholesterin (HDL),
Erhöhung der Triglyceride

Osteoporose
erhöhtes Fallrisiko mit
Bruchgefahr

Übergewicht
und dadurch bedingte
Erkrankungen

Degenerative Herz-
Kreislauferkrankungen
Bluthochdruck, koronare
Herzkrankheiten
(z.B. Angina pectoris),
Herzinfarkt,
Gefäßerkrankungen,
Schlaganfall

Diabetes mellitus
Typ 2
(Altersdiabetes)

Beschwerden
im Bereich des
Bewegungsapparates
v.a. Wirbelsäule

diebesorger

Die großen Schutzfaktoren –
Bewegung, Aktivität und Sport

Demgegenüber stehen die mächtigen Schutzfaktoren Bewegung, Aktivität, Sport und Training. Sie wollen Beweise? Hier bitte: Eine Gruppe von Männern, gerade in Pension gegangen und so um die 60, wurde eingeladen, an einer Studie teilzunehmen. Die Wissenschafter wollten wissen, ob die weitere Lebensdauer wirklich damit zusammenhängt, wie aktiv die Leute leben. Tatsächlich sind in den folgenden 12 Jahren weitaus mehr „inaktive" Männer gestorben als „aktive". Als „inaktiv" galten Männer ohne eine nennenswerte Gehleistung pro Tag. Bei denjenigen, die etwa 8 Kilometer pro Tag zu Fuß zurücklegten, war die Zahl der Todesfälle um die Hälfte niedriger! Besonders Aufsehen erregte folgende Beobachtung: Schon bei einer mittleren Geh-Leistung von rund 2,4 Kilometer pro Tag verringerte sich die Sterblichkeit um 40 Prozent. Das heißt also, dass sich schon mit relativ geringem Einsatz sehr, sehr viel Gewinn an Gesundheit und Lebensqualität erzielen lässt.

Wer das Leben „sitzend" verbringt, wird krank und stirbt früher.

Es gibt kaum einen Teil unseres Körpers, den wir nicht durch einen aktiven Lebensstil positiv beeinflussen können – und lebenslang sollen, um länger gesund und biologisch jünger zu bleiben. Das bringt Ihnen ein aktiver Lebensstil:

Herz-Kreislauf und Atmung:

Ökonomisierung der Herzfunktion, verbesserte Gefäßverzweigungen und Durchblutung des Herzmuskels, verbesserte Kreislaufregulation, Blutdrucksenkung und -stabilisierung, Verbesserung der Fließeigenschaften des Blutes, Erhöhung der Sauerstofftransportkapazität, Verbesserung der Lungenfunktion und der Atemökonomie, erhöhte allgemeine Leistungsfähigkeit, verbesserte Reagibilität und Regenerationsfähigkeit, Erhöhung der maximalen Sauerstoffaufnahme.

○ **Schutzfaktor:** Ausdauertraining

Energiestoffwechsel:

Mit geringen Investitionen zu Superprofiten.

Senkung des Nüchtern-Blutzuckerspiegels, Senkung des Insulinspiegels, Erhöhung der Insulinsensibilität, Verbesserung der Glukosetoleranz, Senkung von Cholesterin, Triglyceriden und „schlechtem" LDL-Cholesterin, Erhöhung von „gutem" HDL-Cholesterin, verbesserte Fett- und Kohlenhydratverbrennung in der Muskulatur, besonders unter Belastung.

○ **Schutzfaktoren:** Ausdauertraining, Kraftausdauertraining

Muskulatur:

Erhöhung der Muskelkraft, besserer Muskelstoffwechsel, Vergrößerung der Muskelmasse beziehungsweise Bremsen des altersbedingten Muskelabbaus, besseres Zusammenspiel der einzelnen Muskeln und bessere „Steuerbarkeit" durch die Nerven, bessere Gelenksführung und Haltung, erhöhter Grundumsatz.

○ **Schutzfaktoren:** altersgerechtes Krafttraining, Kraftausdauertraining

Vegetatives Nervensystem, Immunsystem, Hormonsystem:

Verbesserung der Erholungsfähigkeit, geringere Anfälligkeit für Stress, weniger Stresshormone, bessere Stresstoleranz, erhöhtes Wohlbefinden, erhöhte Belastbarkeit und Regenerationsfähigkeit aller Körperfunktionen, verbessertes Immunsystem.

○ **Schutzfaktoren:** vor allem Ausdauertraining, „Bewegungsmix"

Morphologische Veränderungen:

Verminderung des Körpergewichts, Erniedrigung des Body-Mass-Index und des Bauchumfanges, weniger Fettmasse und mehr Muskelmasse.

○ **Schutzfaktor:** Ausdauertraining.

Erhöhung der Knochenmasse und der Knochendichte.

○ **Schutzfaktoren:** Kraft- und Kraftausdauertraining, Spielsportarten im „Bewegungsmix"

Beweglichkeit, Koordination, Kognition:
Bessere Beweglichkeit der Gelenke, bessere Koordination, Gleichgewicht und Balance, mehr Schnelligkeit, Verbesserung der kognitiven Leistungsfähigkeit – Sehen, Hören, räumliche Orientierung, Berührungsempfindlichkeit, mehr Agilität.

○ **Schutzfaktoren:** Spielsportarten, Koordinations- und Gleichgewichtsübungen, Dehn- und Kräftigungsübungen

Warum Übergewicht „böse" ist

Expertenschätzungen zufolge ist in den westlichen Industrienationen bereits ein Drittel der Erwachsenen übergewichtig. Viele davon haben sogar einen BMI von über 30 und leiden somit an Fettsucht beziehungsweise Adipositas. Leider wird dieses extreme Übergewicht noch immer nicht als Krankheit für sich aufgefasst, und seine Rolle als Wegbereiter für Herz- und Gefäßerkrankungen, Diabetes Typ 2, Arthrosen und zahlreiche andere Krankheiten unterschätzt.

Durch Vererbung bedingte Ursachen für Adipositas sind selten. Wenn mit Nahrung und Getränken mehr Energie aufgenommen wird als man verbraucht, landet der Überschuss im Speicher – das heißt im Körperfett. Liegt der Überschuss bei „nur" 300 Kilokalorien pro Tag, bedeutet dies eine Gewichtszunahme von etwa einem Kilo pro Monat, beziehungsweise zwölf Kilogramm pro Jahr!

„Nur" zirka 300 Kalorien sind zum Beispiel enthalten in:
○ 1 Cheesburger   303 kcal
○ ½ Packung Kartoffelchips (50g)   291 kcal
○ ½ Packung Goldbären (100g)   340 kcal
○ 1 Packung Neapolitanerschnitten 288 kcal

Zur Beurteilung des Körpergewichts im Hinblick auf die Gesundheit gibt es verschiedene Methoden. Die wichtigsten sind der sogenannte Body-Mass-Index (BMI) und der Bauchumfang.

Body-Mass-Index

$$\text{BMI} = \text{Gewicht [in kg]} \div (\text{Körpergröße [in m]})^2$$

Ein auf diese Weise berechneter BMI liefert zwar einen Richtwert, aber keine genauen Aussagen über die tatsächlichen Anteile von Körperfett und Muskelmasse. So können gut Trainierte mit viel

Klassifikation	BMI-Wert	Risiko für Übergewichts bedingte Begleitkrankheiten
Untergewicht	< 18,5	Niedrig (andere gesundheitliche Probleme)
Normalgewicht	18,5 – 24,9	Durchschnittlich
Übergewicht	< 25	
Präadipositas	25,0 – 29,9	Erhöht
Adipositas, Grad I	30,0 – 34,9	Moderat
Adipositas, Grad II	35,0 – 39,9	Hoch
Adipositas, Grad III	> 40	Sehr hoch

BMI und Krankheitsrisiko – Schema der Weltgesundheitsorganisation (WHO)

Alter	BMI-Wert
19 – 24	19 – 24
25 – 34	20 – 25
35 – 44	21 – 26
45 – 54	22 – 27
55 – 64	23 – 28
Ab 65	24 – 29

Prinzipiell „darf" der BMI mit zunehmendem Alter etwas steigen.

Muskelmasse einen höheren BMI haben als Untrainierte mit kaum Muskeln, aber relativ viel Körperfett. Eine genaue Analyse von aktiver (Muskeln) und passiver Körpermasse (Fett) können sie mit speziellen Methoden bei Ihrem Sportarzt durchführen lassen.

Bauchumfang
Der Bauchumfang sollte
- bei Frauen unter 90 Zentimeter und
- bei Männern unter 100 Zentimeter liegen.

So messen Sie Ihren Bauchumfang:
Vor dem Frühstück, unbekleidet vor einem Spiegel, dort, wo der Bauch den größten Umfang hat. Das ist meist beim Nabel.
1. Messung: Bauch ganz einziehen.
2. Messung: Bauch ganz hinausstrecken.
3. Messung: Bauch entspannen.
Der dritte Wert gilt. Die anderen beiden Werte auch notieren. Wenn die Differenz zwischen eingezogenem und hinausgestrecktem Bauch größer wird, ist das ein gutes Zeichen – man ist auf dem richtigen Weg.

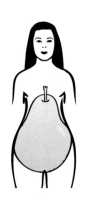

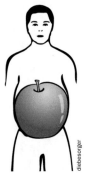

diebesorger

Birnen leben länger
Eine ganz große Rolle spielt auch, wie sich das Körperfett um die Mitte verteilt. Beim „Birnentyp" sind die Fettdepots etwas nach unten gerutscht und an Hüften, Gesäß und Oberschenkeln anzutreffen. Beim „Apfeltyp" sammelt sich das Fett hauptsächlich um die Taille und Bauch an. Schlecht. Warum? Weil dieses Fett sehr leicht mobilisiert wird und in den Blutkreislauf gelangt. Es besteht ein höheres Risiko für Thrombosen, für Arteriosklerose, für Diabetes Typ 2, Fettstoffwechselstörungen und Bluthochdruck.

Das haben Sie nun davon!

... wenn Sie zehn überschüssige Kilos abbauen:

- Die Gesamtsterblichkeit sinkt um 10 bis 25 Prozent.
- Das Risiko an Diabetes Typ 2 zu sterben ist um 30 bis 40 Prozent geringer – das Risiko, an Diabetes Typ 2 zu erkranken, sinkt überhaupt um die Hälfte.
- Das Risiko an Fettsucht-bedingten Erkrankungen zu sterben ist um 40 bis 50 Prozent geringer.
- Der Blutdruck sinkt. Der systolische Wert (die größere Zahl) nimmt bis zu 20 mm Hg ab, der diastolische (die kleinere Zahl) bis zu 10 mm Hg.
- Der Cholesterinspiegel sinkt, der Anteil von „gutem" Cholesterin steigt aber. Das „böse" LDL-Cholesterin nimmt um bis zu 15 Prozent ab, das „gute" HDL-Cholesterin um 8 bis 10 Prozent zu. Die Triglycerid-Werte sinken um bis zu 30 Prozent.
- Der Ruhe-Blutzuckerspiegel sinkt um 30 bis 50 Prozent.
- Wenn Sie an einer koronaren Herzkrankheit leiden, steigt die Belastbarkeit um ein Drittel. Die Beschwerden durch Angina pectoris zum Beispiel nehmen um bis zu 90 Prozent ab.

Wussten Sie, dass ...

... 57 Prozent der Diabetes Typ 2-Patienten fettleibig sind – und 30 Prozent der Patienten mit Gallenblasenerkrankungen?

... Rückenschmerzen Ursache Nummer 1 für Krankenstände sind?

... bei Osteoporose in fortgeschrittenem Stadium auf äußerst hilfreiches Training verzichtet werden muss, weil die Gefahr so groß ist, dass man sich etwas bricht?

... Krebs zu einem beträchtlichen Anteil auch von Lebensstilfaktoren abhängt? Und dass daher manche Krebsarten aufgrund des Einflusses negativer Lebensstilfaktoren schon fast als Zivilisationskrankheiten bezeichnet werden können?

... nur 10 Prozent der Brustkrebsfälle erblich bedingt sind? Und dass Männer ebenso, wenn auch sehr selten, Brustkrebs bekommen können?

... einer der wichtigsten Risikofaktoren für Dickdarmkrebs in einer „westlichen" Ernährungsweise mit viel Fett, viel konserviertem und rotem Fleisch, wenig Obst und Gemüse und wenigen Ballaststoffen liegt?

Zivilisationskrankheiten und die Geschlechter

Adipositas
Beide Geschlechter tendieren mit zunehmendem Alter zu Übergewicht, Männer allerdings häufiger und bereits in jüngeren Jahren. Dafür leiden Frauen öfter an Fettsucht mit einem BMI von über 30.

Diabetes Typ 2
Die Häufigkeit steigt bei beiden Geschlechtern mit zunehmendem Alter an, Männer erkranken eher früher. Erst ab 75 sind mehr Frauen betroffen, unter anderem deshalb, weil es dann einfach mehr Frauen gibt.

Herz-Kreislauf-erkrankungen
Frauen sind im höheren Lebensalter häufiger betroffen als Männer – entgegen der weit verbreiteten Meinung, dies seien typische „Manager"- und somit Männerkrankheiten.

Bluthochdruck
Auch keine „Männerkrankheit". Frauen trifft es häufiger. Mit zunehmendem Alter steigt ihr Anteil immer mehr.

Herzinfarkt
Allgemein sind Männer weitaus häufiger betroffen. Sie sind bereits ab 35 gefährdet, etwa 20-mal so stark wie gleichaltrige Frauen. Mit zunehmendem Alter steigt das Risiko weiter. Bei Frauen starker Anstieg nach der Menopause, insbesondere bei Nikotinmissbrauch.

Schlaganfall
Das Risiko nimmt bei beiden Geschlechtern mit dem Alter zu. Männer haben vom 60. bis zum 75. Lebensjahr ein zweifach höheres Risiko als gleichaltrige Frauen, danach sind Frauen häufiger betroffen.

Unspezifische Rücken- und Kreuzschmerzen
Generelle Zunahme bei beiden Geschlechtern mit dem Alter. Männer sind etwas häufiger betroffen. Die meisten Beschwerden treten zwischen 45 und 59 auf. Bereits 7,3 Prozent der Buben und 7,9 Prozent der Mädchen unter 14 Jahren klagen über Rückenschmerzen!   ·

Wirbelsäulenschäden
Die meisten trifft es ab dem 45. Lebensjahr. Männer erleiden deutlich häufiger einen Bandscheibenvorfall, das Risiko steigt jedoch bei beiden Geschlechtern mit zunehmendem Alter an.

Osteoporose
Frauen sind weitaus häufiger betroffen. Besonders nach der Menopause steigt, bedingt durch den Mangel an weiblichen Geschlechtshormonen, ihr Osteoporoserisiko.

Arthrose
Bei beiden Geschlechtern sind die Beine am stärksten durch Arthrose beeinträchtigt. Die Arme machen Frauen deutlich häufiger Beschwerden als Männern.

Depression
Frauen neigen deutlich stärker zu depressiven Phasen als Männer. Im Durchschnitt erkranken 5,8 % der Männer und 9,5 % der Frauen irgendwann in ihrem Leben an einer Depression.

Winterdepression
Frauen spüren sie wesentlich häufiger. In Mitteleuropa wird das Verhältnis auf drei bis fünf zu eins geschätzt.

Zehn Ziele für Ihr aktives Älterwerden

Mit diesen Zielen im Auge bleiben sie gesund, fit und vital!

1. Körpergewicht: Machen Sie sich das Leben leicht.
   Ziele: BMI zwischen 18,5 und 24,9
   Fettabbau an Bauch und Hüften
Die Bilanz zwischen Kalorienaufnahme und Kalorienverbrauch – vor allem durch körperliche Aktivität, Sport und Training – bestimmt über Gewichtszunahme beziehungsweise -abnahme! Es gibt keine Gewichtsreduktion ohne Ernährungseinschränkung!

2. **Ernährung:** Gesund, genüsslich und schlau (= bewegungsangepasst).

   Ziele: Kohlenhydrate mit einem niedrigen glykämischen Index, ausreichend Proteine, die richtigen Fette, genügend Ballaststoffe, reichlich Vitamine, Mineralien und Spurenelemente, Antioxidantien und Phytosterole (= mediterrane Kost).

   Für ein gesundes „Sporteln" ist eine optimale Versorgung mit Haupt- und Begleitnährstoffen wichtig!

3. **Zuckerstoffwechsel:** Sie sind schon süß genug.

   Ziele: Normalisierung des Blutzucker-Nüchternwertes
   Senkung des Insulinspiegels
   Erhöhung der Insulinsensibilität

   Körperliche Aktivität und Sport können den Zuckereinstrom in die Zellen erhöhen und damit präventiv und therapeutisch einer Insulinresistenz und damit Diabetes entgegen wirken. Die perfekte Vorsorge ist eine tägliche Bewegungseinheit.

4. **Fettstoffwechsel:** Nur die guten Fette dürfen auf den Teller.

   Ziele: Gesamtcholesterin unter 200 mg/dl
   LDL-Cholesterin unter 100 mg/dl
   HDL-Cholesterin über 40 mg/dl (Männer),
   über 50 mg/dl (Frauen)
   Triglyceride unter 150 mg/dl

   Abgesehen von der richtigen Ernährung: Der Fettstoffwechsel lässt sich durch regelmäßigen und ständigen Ausdauersport günstig beeinflussen.

5. **Blutdruck:** Lassen Sie sich nicht unter Druck setzen.

   Ziel: Blutdruck unter 135/85 mm Hg

   Regelmäßige körperliche Aktivität und Sport, insbesondere Ausdauertraining im extensiven Bereich sind nachhaltig im Stande, den Blutdruck zu erniedrigen beziehungsweise stabil zu halten.

6. **Blutgerinnung:** Verhindern Sie, dass Ihr Blut dickflüssig wird.

   Ziele: Reduzierung der Gerinnungsneigung
   Verbesserung der Fließeigenschaften des Blutes

   Durch regelmäßiges Ausdauertraining können beide Ziele gefördert beziehungsweise erreicht werden, wodurch auch gegen Arteriosklerose vorgebeugt wird.

7. **Immunsystem:** Nichts gefallen lassen – die Abwehrkräfte steigern.

Ziele: Steigerung der Infektabwehr
Verminderung des Krebsrisikos

Regelmäßige körperliche Aktivität, insbesondere moderates Ausdauertraining vermag beide Ziele positiv zu beeinflussen. Die Infektrate der oberen Luftwege sinkt. Nachgewiesen sind Schutzeffekte insbesondere gegen Darm- und Brustkrebs.

8. **Stütz- und Bewegungsapparat:** Aufrecht durchs Leben.

Ziele: Kräftigung der Muskulatur
Vermeidung muskulärer Dysbalancen und
Einseitigkeiten
Erhöhung der Knochenmasse
Verminderung des Risikos für Knochenbrüche

Unser „Fahrgestell" soll uns bis ins hohe Alter tragen und fortbewegen. Dazu müssen Knochen, Gelenke, Sehnen und Muskeln gut zusammenspielen. Kräftigungs-, Beweglichkeits- und Koordinationsübungen können dem Muskelabbau, verschiedenen Haltungsfehlern und Osteoporose vorbeugen. Zusammen mit Spielsportarten erhalten Sie damit Ihre Mobilität, Beweglichkeit und Lebensqualität bis ins höhere Lebensalter.

9. **Rauchen:** Blauer Dunst ade.

Ziel: Vollständige Aufgabe des Rauchens

Rauchen ist ein wesentlicher Risikofaktor für Arteriosklerose bedingte Herz-Kreislauferkrankungen und natürlich für Lungenkrebs. Langfristiges Rauchen verringert die durchschnittliche Lebenserwartung um etwa 10 Jahre! Körperliche Aktivität und Sport bieten viele Anreize, die vom Rauchen ablenken und helfen, das Rauchen aufzugeben.

10. **Psyche:** Produktion von Glückshormonen anwerfen.

Ziele: Verbesserung der Stimmungslage
Positiver Einfluss auf die Leistung des Zentralnervensystems

Durch körperliche Aktivität können stimmungsaufhellende Botenstoffe (z.B. Serotonin) freigesetzt werden. Sport in der Gruppe hebt die Laune noch einmal. Die Kombination von körperlicher Aktivität und Erholungsphase, eventuell verstärkt durch Sauna oder andere Annehmlichkeiten, tragen wesentlich zu echter Entspannung und Gesundheitsstabilität bei.

Altern beginnt im Kopf – jung bleiben auch

Wie wichtig ist unser Denken? Was haben Gefühle, Lachen, Träumen, Lernen und Lieben mit unserer Gesundheit zu tun? Sehr viel. Wer hat noch nicht Geschichten von alten Menschen gehört, die wenige Tage nach ihrem Lebenspartner verstorben sind? Oder von der Tante, die kurz nach dem Tod ihres geliebten Sohnes ihm mit „gebrochenem Herzen" „nachgegangen" ist? Lange hat die medizinische Wissenschaft solche Ereignisse als Zufall abgetan.

In den vergangenen Jahren und Jahrzehnten haben aber zahlreiche Mediziner und Psychiater uns Menschen auf „wissenschaftliche" Art und Weise „ins Herz" geschaut. Dabei haben sie viele Erklärungen für Ereignisse wie diese gefunden. Sie denken vielleicht: „Ja freilich ist das so" – und sie haben Recht. Dass bei diesen wissenschaftlichen Untersuchungen auch alte Erfahrungswerte bestätig werden, ist ganz natürlich. Nicht von ungefähr haben wir alte Aussprüche, Zitate und Weisheiten in unseren Text aufgenommen. Doch der wissenschaftliche Zugang, der wissenschaftliche Beweis, ist nun einmal der derzeit allgemein anerkannte Weg zu einer gesicherten Erkenntnis. Abgesehen davon werden Sie sicher von einigen Forschungsergebnissen, von denen Sie in der Folge lesen werden, überrascht sein. Wir haben darauf verzichtet, alle einzelnen Studien anzuführen. Doch Sie können sich darauf verlassen, dass hier ausschließlich von nachweisbaren Dingen die Rede sein wird.

Die Arbeit dieser Wissenschafter gibt aufgeschlossenen Menschen in Heilberufen nun Methoden in die Hand, die nicht nur sanfter und naturgemäßer sind als traditionelle Methoden der bisherigen westlichen Schulmedizin, sondern oft auch weit wirksamer. Diese Methoden nutzen die Mechanismen der Selbstheilung, die im Geist und im menschlichen Gehirn angelegt sind. Sie als Leser dieses Buches können auch davon profitieren. Vieles ist direkt umsetzbar und hilft, damit das Leben „gelingt" und das Älterwerden „erfolgreich" wird.

Ihre Gedanken bestimmen Ihr Schicksal.

Viel Geld wird heute investiert und verdient, um Auswirkungen, die „das Schicksal" uns und unserem Körper hinterlassen hat, rückgängig zu machen. Hormontherapien, Antioxidantien, Wellness-

Oasen mit Kurzzeiteffekten usw. finden immer mehr Freunde. Wir könnten einiges an Geld und Zeit sparen, würden wir uns jenem Faktor zuwenden, der unsere Gesundheit, unser Wohlbefinden und auch unser Glück ausmacht: den Gedanken. In unseren Gedanken finden wir die Schlüssel dazu. Wir müssen sie allerdings umdrehen und die Türen öffnen, um die „Faktoren der Langlebigkeit" zu finden.

„Achte auf Deine Gedanken, denn Deine Gedanken erzeugen Deine Gefühle.
Achte auf Deine Gefühle, denn Deine Gefühle erzeugen Deine Handlungen.
Achte auf Deine Handlungen, denn Deine Handlungen erzeugen Deine
Gewohnheiten.
Achte auf Deine Gewohnheiten, denn Deine Gewohnheiten erzeugen
Deinen Charakter.
Achte auf Deinen Charakter, denn Deinen Charakter wirst du irgendwann
einmal Schicksal nennen."

(Chassidisch)

Stellen Sie sich auf Optimismus ein

Einer dieser „Faktoren der Langlebigkeit" ist der Optimismus. Es ist eine Tatsache, dass optimistische Menschen weniger körperliche Gebrechen entwickeln. Jedoch warum das so ist, wissen wir noch nicht ganz genau. Auf jeden Fall beeinflussen Gedanken das chemische Gleichgewicht des Körpers. So könnte sich gute Laune direkt auf den Hormonhaushalt und das Immunsystem – und damit auf die Gesundheit auswirken. Positive Gefühle können den negativen Einfluss von Stress teilweise wieder wettmachen. Stress ist ein größerer Risikofaktor für Herzkrankheiten als Rauchen. Fröhliche Menschen sind sozial und intellektuell aktiver und haben daher ein dichteres soziales Netz, und das spielt eine ganz wichtige Rolle bei einem erfolgreichen Älterwerden.

Optimisten leben gesünder und länger. Untersucht wurde zum Beispiel der Zusammenhang zwischen Optimismus und Schlaganfall. Die Ergebnisse: Bei Leuten, die ihren Zustand als „sehr positiv" bezeichnen, sind Schlaganfälle um zwei (!) Drittel weniger häufig als bei den anderen. Und wer sind die anderen? Jetzt kommt die Überraschung: Es sind nicht nur Menschen, die zu Depressionen neigen, sondern auch Menschen, die ihren Zustand als „normal" beschreiben. Zwischen „normal" und „zu depressiven Verstimmungen neigend" war punkto Schlaganfallshäufigkeit also kein Unterschied. Offenbar ist es also in der Tat das positive Denken und Fühlen, das den schützenden Effekt hervorruft. Freilich trägt auch der Lebensstil dazu bei, denn wer sich gut fühlt, ernährt sich besser und treibt mehr Sport.

Nächstes Beispiel: Gedächtnisübungen fallen ziemlich schlecht aus, wenn die Probanden vorher abfällige Äußerungen über das Altern wie „verwirrt, schrullig, kraftlos, senil" zu hören bekommen. Sie fallen viel besser aus, wenn es positive Äußerungen sind wie „gebildet, aktiv, weise, angesehen". Wohlgemerkt: Das gilt für die „Jungen" genauso wie für die „Alten". Wer also ständig vermittelt bekommt, er sei nicht mehr auf der Höhe der Zeit, wird sich auch dementsprechend verhalten.
Nun begegnen wir aber auf Schritt und Tritt einer negativen Einstellung gegenüber dem Altern – und tragen wir sie nicht auch in uns? Da ist es sehr hilfreich, wenn wir lernen, wie wir negative Gedanken umwandeln können.

Werden Sie wie ein gepflegter Wein – je älter umso besser

Denken Sie bei „Altern" ausschließlich an Runzeln, schlaffe Haut und geistige Verwirrung? Dann sollten wir etwas dagegen tun – gegen diese Gedanken nämlich. Sie ziehen uns ganz schnell den Boden unter den Füßen weg, nehmen uns die Denkfähigkeit und führen in die Unmündigkeit.

Was immer wir uns selbst sagen, wird für uns wahr werden und eintreffen. Wahr wird für uns das, worauf wir unsere Aufmerksamkeit richten.

Ein positives Selbstbild ist ein wichtiger Garant für erfolgreiches Altern. Es kann die Lebenserwartung effektiver steigern als die Senkung des Bluthochdrucks oder des Cholesterinspiegels, nämlich um sage und schreibe 7,5 Jahre. Wer sich gesund fühlt, reagiert auf Belastungen angemessener und hat auch bessere Chancen, alt zu werden. Wer hingegen andauernd überzeugt ist, krank zu sein, wird eher depressiv und passiv und wird wahrscheinlich zu jenen zählen, die früher sterben. Das bezieht sich ausschließlich auf die Selbsteinschätzung! Von einer objektiven ärztlichen Diagnose ist das völlig unabhängig.

Die psychologische Forschung zeigt, dass Menschen, die ein Gefühl von Optimismus, Selbstwirksamkeit und Handlungskontrolle haben, ihre Lebenschancen besser nutzen – unabhängig davon, wie gut ihre tatsächlich vorhandenen Ressourcen sind. Es gehört zum erfolgreichen Altern, die Realität zum eigenen Vorteil zu deuten und ein positives Selbstbild zu entwickeln.

Wer sich selbst dauernd runter macht, wird bald unten sein – lächeln Sie sich lieber zu.

Die Qualität des Selbstbildes hängt von der Qualität der eigenen Gedanken (das heißt der Selbstgespräche) ab. Auch wenn wir nicht hörbar mit uns selber reden, wir führen doch ständig einen „inneren Dialog". Darin spiegelt sich unmittelbar wider, wie wir mit uns selbst umgehen. Schauen Sie sich einmal an, wie Sie mit sich selbst reden – schulmeisterlich oder freundlich, abwertend oder aufmunternd, voller Selbsthass oder liebend? Seien Sie freundlich zu sich selbst, lächeln Sie sich zu – die anderen werden es Ihnen ansehen wenn sie das tun!

Doch wie lässt sich das „positive Denken" herbeizaubern, wenn's gerade einmal nicht sein will? Aufmunterungen wie „Es wird schon nicht so schlimm sein" oder „Mach dir doch nichts draus" werden dabei nicht reichen. Der Wiener Psychiater Viktor Frankl, Begründer der Logotherapie und Existenzanalyse, pflegte zu sagen: „Je mehr es einem um die Lust geht, umso mehr vergeht sie einem." Was er damit meinte, war: Wenn wir uns oder andere mit Lustvollem aufmuntern, macht dies die Sache zwar kurzfristig besser, danach aber ist die Unzufriedenheit noch größer – ähnlich wie beim Drogenkonsum. Es gibt viele Türen aus dem Gefängnis negativer Gedanken. Die Schlüssel stecken schon, drehen Sie sie um und machen Sie die Türen auf.

Lernen tut gut

Wichtig ist, dass man nicht aufhört zu fragen. Neugier hat ihren eigenen Seinsgrund. Diese heilige Neugier soll man nie verlieren.

(Albert Einstein)

Dabei geht es nicht nur um Vokabel oder Gedichte, wiewohl etwas in dieser Art als „Hirngymnastik" auch jung erhält und daher unbedingt zu empfehlen ist. Dass ein Gehirntraining vor den Auswirkungen zunehmenden Alters sehr gut schützen kann, ist vielfach belegt. So kommt die Veranlagung zu einer Alzheimererkrankung bei Schauspielern, die ständig lange Texte auswendig lernen müssen, um Jahre später zum Durchbruch als bei Menschen ohne solch ein Training.

Worum es hier ganz besonders auch geht, wenn von „Lernen" die Rede ist, ist die gesunde Neugier, die Bereitschaft, neue Wege zu gehen. In beinahe allen Studien über erfolgreiches Altern berichten die Menschen, die „es geschafft haben", dass sie ihr Leben lang neugierig gewesen sind, Freude am Lernen hatten und manchmal alte „Strickmuster" durchbrochen haben. Sind Sie bereit, neue Wege zu gehen? Sind Sie offen für Experimente und Alternativen?

Leider neigen Menschen allzu oft zum Gegenteil, wie das folgende Beispiel zeigt. Verhaltensforscher wurden einmal gefragt, was eigentlich der Unterschied zwischen Ratten und Menschen sei. Die Forscher ließen sich ein Experiment einfallen und bauten zwei Labyrinthe: ein großes für die Menschen und ein kleines für die Ratten. Den Ratten winkte als Belohnung am Ende ein Stück Käse, den Menschen ein Fünf-Dollar-Schein. Der Lernerfolg war etwa gleich. Nun kommt der Clou: Die Forscher entfernten nun den Käse beziehungsweise den Fünf-Dollar-Schein. Die Ratten gaben es bald auf, das Labyrinth zu durchlaufen. Die Menschen aber hörten nie zu suchen auf! So weit, so bedenklich. Aber immerhin schaffen wir Menschen es ja doch besser, über uns selbst nachzudenken, als Ratten über sich. Fangen wir doch an zu Lernen!

Freude am Lernen im weitesten Sinn und die Bereitschaft, auch einmal neue Wege zu gehen, sind also wesentliche Voraussetzungen für ein erfolgreiches Altern. Machen Sie den Anfang mit zwei einfachen Fragen:

„Sind die Dinge wirklich so, wie sie scheinen?"

„Ist mein Ziel tatsächlich nur auf eine Art zu erreichen?".

Auf neuen Wegen das Leben neu entdecken.

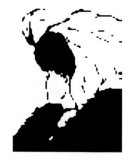

Was sehen Sie? Eine junge oder eine alte Frau?

Wir sehen die Welt niemals so, wie sie ist, sondern so, wie wir gewohnt sind, sie zu sehen.

Warnung: Einsamkeit kann tödlich sein

Als eine der größten psychischen Gefahren des Alterns gilt die Vereinsamung – und sie ist es auch. Ob Familie oder gute Freunde – das soziale Netzwerk ist entscheidend, denn es ist unmittelbar mit einer niedrigeren Sterblichkeitsrate verbunden. Menschen, die sozial integriert sind, leben länger.

Vor allem Männer scheinen von Einsamkeit bedroht zu sein. Frauen haben ihr ganzes Leben und damit auch in fortgeschrittenem Alter stärkere soziale Netzwerke und pflegen mehr Kontakte. Während sich verheiratete Männer dabei auf ihre Frauen verlassen können, bekommen sie große Schwierigkeiten, wenn sie plötzlich als Witwer alleine dastehen.

Die Ehe oder ein vergleichbares Zusammenleben stellt quasi einen Schutz gegen Depressionen und andere seelische Störungen dar. Verheiratete leben generell glücklicher als Ledige, Verwitwete und Geschiedene – bis zu einem gewissen Grad auch dann, wenn die Beziehung eher gespannt und unbefriedigend verläuft. Wenn dieser Schutz zusammenbricht, entsteht eine Risikosituation, die fatale Ausmaße erreichen kann. Im Jahr nach dem Tod eines Ehepartners steigt die Sterbewahrscheinlichkeit für den zurückgebliebenen

Eine stabile Partnerschaft hält gesund.

Partner. Das gilt für beide Geschlechter, für Männer aber wie gesagt in stärkerem Ausmaß.

Wer wenige Kontakte hat, wer sich zu früh „zur Ruhe" setzt, nicht liest und sich nicht geistig beschäftigt, wird mit großer Wahrscheinlichkeit nicht glücklich alt. Wie viele Aktivitäten ein Mensch jenseits der 60 noch pflegt, ist wiederum ein „Päckchen", das er aus der Jugend und dem mittleren Erwachsenenalter mitbringt. Man ist umso beschäftigter, je mehr man es ein Leben lang war.

Das Leben ist zu wichtig, um es ernst zu nehmen

Kein Reichtum ist mehr wert als die Gesundheit. Und kein Glück mehr als ein fröhlich Herz.
(Sirach 30,16)

Wollen Sie Ihr Gehirn im wahrsten Sinne des Wortes vor Ernst zermartern oder mit Freude wachsen lassen? Neurophysiologen wissen heute, dass Lachen genau jenes chemische Milieu in unserem Gehirn schafft, in dem die Bildung neuer Synapsen am besten verläuft – Lernen also überhaupt erst möglich wird. Gleichzeitig wirkt Lachen äußerst entspannend. Man hat herausgefunden, dass nur zwei Minuten herzhaftes Lachen sämtliche Stressparameter des Körpers für mindestens eine halbe Stunde um 10 bis 15 Prozent senkt. Ihr Körper wird es Ihnen danken, wenn Sie heiter durchs Leben gehen. Wer nicht verlernt hat zu lachen, wird seine Jugend bewahren.

Lachen, Freude, Spaß brauchen einen guten Boden, um zu gedeihen. Bereiten Sie den Boden auf, indem Sie für Ihre Regeneration sorgen. Dafür muss einfach Zeit sein. Gönnen Sie Ihrem Körper täglich ein solches „mentales Anti-Aging"! Meditation zum Beispiel senkt den Stresshormonspiegel, der Wachstumshormonspiegel steigt, Blutfettwerte und Blutdruck sinken auf normale Verhältnisse. Be- und Entlastung sollten einander abwechseln. Planen Sie „Entspannung" bewusst in Ihren Kalender ein – als Termin mit höchster Priorität.

Vielleicht sagen Sie: „Alles schon probiert, ich habe trotzdem wenig Spaß in meinem Leben." Vielleicht ist es Zeit, sich Gedanken darüber zu machen, wohin Ihre Energien Sie ziehen. Es gibt viele Wege, dem Nachzugehen, viele Möglichkeiten, in sich zu schauen. Versuchen Sie es einfach mit dem „Lebensfreude-Prozess"! Damit haben sie schon einen entscheidenden ersten Schritt getan.

Der Lebensfreude-Prozess

Die Anleitung zu diesem „Prozess" oder zur Selbstreflexion könnte man auch sagen, stammt vom Wiener Coach Roman Braun. Versuchen Sie es, lassen Sie sich darauf ein!

Reservieren Sie etwa eine Stunde, schalten Sie das Handy aus, nehmen Sie Papier und Stift zur Hand – und machen Sie es sich bequem.

Lassen Sie jetzt einen ganz gewöhnlichen Tag ohne Besonderheiten an sich vorüberziehen.

Welche schönen Dinge erleben Sie an einem solchen Tag Ihres Lebens?

Was macht Ihnen dabei Freude?

Was sind die kleinen Freuden des Alltags, die Ihnen das Leben versüßen?

Auf welche kleineren oder größeren Genüsse freuen Sie sich immer wieder?

Lassen Sie sich dabei Zeit, und bringen Sie das, was kommt, zu Papier. Denn es gibt viele Dinge in Ihrem Leben, die Freude machen. Wir tragen sie nur nicht oft genug über die Schwelle des Bewusstseins.

Und jetzt erweitern Sie den Zeitrahmen, den Sie überblicken.

Welche schönen Dinge geschehen im Rahmen einer ganz normalen Woche?

Was macht Ihnen im Zuge einer Woche Freude?

Worauf können Sie sich freuen?

Welche schönen Erlebnisse bieten sich Ihnen im Beruf, in der Freizeit, mit der Familie, mit Freunden?

Was bietet sich am Wochenende?

Halten Sie alles fest.

Lassen Sie nun Ihren Fokus noch einmal weiter werden, und betrachten Sie einen Monat Ihres Lebens.

Welche Annehmlichkeiten können Sie im Lauf eines Monats genießen?

Kleinere und größere erfreuliche Erlebnisse, die Ihr Leben lebenswert machen.

Was nehmen Sie sich immer wieder vor und sind glücklich darüber?

Bringen Sie alles zu Papier.

Der Blick wird weiter. Sie betrachten jetzt ein ganzes Jahr Ihres Lebens.

Was an schönen Dingen kann Ihnen ein ganzes Jahr bieten?
Welche erfreulichen Erlebnisse geschehen da?
Was unternehmen Sie mit Kollegen, der Familie oder Freunden, das Ihnen Freude bereitet?
Welche spannenden Dinge erleben Sie im Beruf oder Urlaub?

Halten Sie auch das fest.

Und jetzt betrachten Sie Ihr ganzes bisheriges Leben.

Welche Highlights finden Sie da?
Welche schönen Dinge haben Ihr Leben so gestaltet, dass Sie es in vollen Zügen genießen können?
Welche Ereignisse und Erfahrungen brachten Farbe in den Alltag, hoben die Stimmung, versorgten Sie mit positiven Gefühlen?

Aber wir wollen hier noch nicht stillhalten.

Erweitern Sie Ihren Fokus nun auf das, was einmal Ihr ganzes Leben gewesen sein wird.

Welche Momente des Glücks sehen Sie da?
Wo in Ihrem Leben hat Spaß seinen Raum, welche Ereignisse sind Ursache für Lebensfreude?
Was gibt Ihrem Leben Sinn?

Bringen Sie alles Schöne, alle Freuden Ihres Lebens zu Papier, Sie betrachten einen wesentlichen Bestandteil Ihrer Persönlichkeit.

Nehmen Sie jetzt Ihr Blatt zur Hand, und vergleichen Sie die Freuden eines Tages mit den Freuden Ihres gesamten Lebens. Sie werden viele Übereinstimmungen entdecken. Was im Laufe eines Tages Freude bereitet, gibt auch dem ganzen Leben Sinn. Aus der Sicht des gesamten Lebens betrachtet, repräsentiert der liebevolle Kuss eines Partners oder eines Kindes beim Nach-Hause-Kommen einen Teil der Liebe zu ihm oder ihr, der wahrgenommen werden kann. Der kleine Mittagsspaziergang durch den Park verschafft Ihnen vielleicht das Maß an Entspannung und Meditation, das Ihr Leben lebenswert macht.

Sie finden auf Ihrem Blatt vielleicht auch Dinge, die einander widersprechen. Sehen Sie aufgedeckte Diskrepanzen als Chance, sie auszugleichen. Glückliche Menschen leben ihre Wünsche und Werte im Kleinen und im Großen gleichermaßen. Nutzen Sie diese Chance, Ihre Persönlichkeit fit fürs Alter zu machen.

Gene sind flexibler als man glaubt

Werden Altern und psychische Entwicklung nun durch die genetische Anlage oder durch die Umwelt bestimmt? Beides. Längst spricht man nicht mehr von Gegensätzen. Wie stark die Wechselwirkungen aber wirklich sind, zeigt sich erst in jüngster Zeit: Gene sind durch Gefühle, Stimmungen und Emotionen erstaunlich beeinflussbar.

Es gibt keine heilende Kraft außerhalb Deines Körpers.
(Isaac Jennings)

Untersucht werden diese Wechselwirkungen zum Beispiel anhand psychischer Erkrankungen. Der Schlüssel zum Verständnis zahlreicher psychischer Störungen liegt in der Frage, wodurch, wann und in welchem Ausmaß Gene aktiviert werden. Gene können nämlich „angeschaltet" werden oder nicht. Werden sie nicht angeschaltet, dann ist die eine oder andere Veranlagung zwar vorhanden, kommt aber nicht zum Vorschein. Gene unterliegen einer fortlaufenden, fein abgestimmten Steuerung durch Signale, die aus der unmittelbaren Umgebung der betroffenen Zellen kommen können, aus anderen Regionen des Körpers – oder eben aus der Umwelt.

Dass Wechselwirkungen mit der Umwelt und insbesondere zwischenmenschliche Beziehungen zu den wichtigsten Quellen für genregulierende Signale zählen, gehört sicher zu den spannendsten wissenschaftlichen Erkenntnissen der vergangenen Jahre. Sie werden unser Verständnis psychischer Erkrankungen, ja der ganzen psychischen Entwicklung, noch stark verändern.

Die Erfahrungen, die wir mit uns und anderen Menschen machen, werden vom Gehirn in bioelektrische und biochemische Signale umgewandelt, die ihrerseits eine Kette weiterer Signale bis hin zu den Genen nach sich ziehen. Lernen, Lachen und auch emotionelle zwischenmenschliche Erfahrungen aktivieren die Gene von Nervenwachstumsfaktoren und vermehren die Verschaltung von Nervenzellen. Bedrohung, Überforderung, insbesondere aber Gefährdung oder Entzug bedeutsamer Beziehungen führen innerhalb kürzester Zeit zur Aktivierung zahlreicher Gene, deren Produkte (= Proteine) die verschiedenen biologischen Facetten der Stressantwort in Gang setzen.

„Das liegt bei uns in der Familie" – Wer sagt, dass das so bleiben muss?

Diese Effekte können sehr nachhaltig sein – ein biologischer Fingerabdruck sozusagen. Eine einmal gemachte Erfahrung kann den Boden dafür aufbereiten, dass bestimmte Gene in Zukunft leichter aktiviert werden. So wird die erste depressive Erkrankung fast immer durch eine schwere Belastung oder einen schweren Verlust ausgelöst. Ähnlich wie bei der Stressreaktion kommt es meist zur Aktivierung von Genen, die eine wichtige Rolle im Gehirnstoffwechsel spielen. In der Folge können dann schon harmlose Belastungen ausreichen, um wieder eine depressive Phase auszulösen. Schließlich braucht es unter Umständen gar keinen Auslöser mehr. Interessanterweise sinkt das Risiko neuerlicher Depressionen deutlich, wenn die erste Depression psychotherapeutisch behandelt wird. Das wirkt besser als jedes Medikament.

Gene reagieren auf Gefühle. Da der gesamte Körper unter der koordinierenden Kontrolle des Gehirns steht, können Gene, die begleitend zu Beziehungserfahrungen oder anderen emotionalen Reaktionen aktiviert werden, im Körper vielfältige Veränderungen auslösen. So ist es beispielsweise zu erklären, dass unbehandelte Depressionen bei körperlich Gesunden das Risiko einer koronaren Herzkrankheit deutlich erhöhen. Depressionen reduzieren nämlich die Fähigkeit, die Herzschlagfrequenz an die jeweilige Belastung anpassen.

- Bei bereits bestehender Herzerkrankung führen unbehandelte Depressionen zu einer etwa dreifachen Erhöhung des Risikos, einen Herzinfarkt zu erleiden oder am Herztod zu sterben.
- Eine Depression nach einem Herzinfarkt kann den Tod eines Patienten in absehbarer Zeit exakter voraussagen als jede Messung der Herzfunktion.

Depressionen wirken sich so wie alle schweren Stresszustände auch auf das Immunsystem aus. Es kommt zur Aktivierung von Genen, die den Spiegel des Stress-Hormons Cortisol in die Höhe treiben. Nun ist Cortisol der potenteste Hemmstoff des Immunsystems. Es kann nicht nur die Gene zahlreicher Immunbotenstoffe abschalten, sondern auch körpereigene Abwehrzellen deaktivieren, die auftretende Tumorzellen abtöten sollen. Das erklärt, warum Patienten mit unbehandelten Depressionen ein deutlich erhöhtes Risiko für bestimmte Tumorarten haben.

Es lebe der Altruismus

Es ist einfach und genial: Wenn wir Gutes tun, „altruistisch" sind, aktivieren wir dasselbe Areal im Gehirn, wie wenn wir glücklich sind. Die entsprechenden Gehirnströme kann man wunderbar messen. Haben sie nicht auch schon die Erfahrung gemacht, dass „gut" sein glücklich macht? Wir empfinden Glück, wenn wir die Ursache sind für die Freude anderer. Wenden Sie ganz einfach diese späte wissenschaftliche Bestätigung eines humanistischen Prinzips an. Ermutigen Sie sich selbst, indem Sie andere ermutigen.

Mehr geben als nehmen verlängert auch das Leben; nachgewiesenermaßen. Wer Freunden, Nachbarn und Verwandten Unterstützung und Zuwendung zukommen lässt, lebt eindeutig länger. Großzügigkeit und Interesse am Mitmenschen sind offensichtlich vielen „Anti-Aging"-Mitteln überlegen. Alte Menschen, die sich für die Nöte und Probleme ihrer Mitmenschen interessieren, haben auch ein erfüllteres Leben. Den umgekehrten Fall haben Wissenschafter auch unter die Lupe genommen: Noch so viel Unterstützung, Hilfe, Zuspruch von anderen hat keine lebensverlängernde Wirkung.

Tu Gutes – das macht glücklich.

Entdecken Sie die Dankbarkeit neu

Hier geht es nicht darum „was sich gehört", nicht um Reflexe oder hohle Rituale. Es geht um ein tief empfundenes Gefühl, das aus dem Herzen kommt. Echte Dankbarkeit ist eine wichtige Ressource für das seelische Gleichgewicht. Der Wert der Dankbarkeit, der bislang nur von Religionen oder in besinnlichen Traktaten gepriesen wurde, wurde jüngst auch von der psychologischen Wissenschaft erkannt. Dankbarkeit schützt und stabilisiert uns und erleichtert damit das Leben ungemein. Sie nimmt den unvermeidlichen Nackenschlägen des Schicksals viel von ihrer Kraft. Sie tut nicht nur der Seele, sondern auch dem Körper gut. Und: Je dankbarer wir sind, umso mehr Anlass zur Dankbarkeit haben wir.

Man steht sich selber immer einige Schritte zu nah und den Nächsten immer einige Schritte zu fern.

(Friedrich Nietzsche)

Warum die Wissenschafter sich da so sicher sind, sehen Sie am Beispiel folgender Studie: Studenten wurden dazu verpflichtet, ein Tagebuch zu führen. Die Lebensumstände der Studienteilnehmer waren ähnlich und durchschnittlich, also weder schlecht noch paradiesisch. Die Studenten wurden dann in drei Gruppen aufgeteilt, die jede eine eigene zusätzliche Aufgabe bekam. Der Sinn und Zweck dieser eigenen Aufgabe war es, die Aufmerksamkeit der Leute auf bestimmte Dinge zu lenken:
- Eine Gruppe wurde gebeten, Ereignisse aufzuschreiben, die sie am meisten beschäftigen,
- die andere sollte über Stresssituationen berichten, und
- die dritte wurde gebeten, fünf Dinge aufzulisten, für die sie in der vergangenen Woche dankbar waren.

Die Unterschiede zwischen diesen Gruppen waren erstaunlich, vor allem zwischen den „Dankbaren" und den beiden anderen: Die

„Dankbaren" waren insgesamt zufriedener mit ihrem Leben und blickten hoffnungsvoller in die kommende Woche als die Teilnehmer aus den beiden anderen Gruppen. Außerdem litten die „Dankbaren" weniger unter körperlichen Beschwerden und investierten deutlich mehr Zeit in sportliche Betätigungen als die „Gestressten". Es sei noch einmal betont: Die Lebensumstände der Studienteilnehmer waren ähnlich – lediglich ihre Aufmerksamkeit wurde in Richtung „Dankbarkeit" oder „Stress" gelenkt.

Dankbarkeit macht zufrieden. Was Wissenschafter noch über Dankbarkeit wissen:

- Menschen, die aufgefordert werden, alles zu notieren, für das sie dankbar sind, verwirklichen in nur zwei Monaten mehr Lebensziele als Menschen, die sich nicht in dieser Achtsamkeitsübung schulen.
- Dankbare legen weniger Wert auf materielle Güter. Sie messen ihren eigenen und den Wert anderer nicht an Besitz, Status und Erfolg; sie sind nicht neidisch und teilen selbstverständlicher mit anderen als Menschen, denen Dankbarkeitsgefühle eher fremd sind.
- Menschen, die wertschätzen, was sie haben und was ihnen widerfährt, sind glücklicher, und ihre Fähigkeit, negative Ereignisse zu bewältigen, wächst ebenso wie ihre „Immunität" gegenüber Neid, Ärger, Ressentiment und Depression.
- Dankbarkeit und die damit verbundenen Handlungen stärken soziale Beziehungen und fördern Freundschaften, denn die „Dankbaren" helfen anderen eher bei persönlichen Problemen, bieten häufiger seelische Unterstützung an und engagieren sich sozial.
- Religiösen Menschen fällt es leichter, dankbar zu sein, als nicht religiösen.

Freilich ist es verständlich, dass es nicht immer leicht fällt, Dankbarkeit zu empfinden. Die heutigen Lebensumstände sind auch nicht unbedingt danach – nicht einmal in unserem reichen Land. Einsparungsmaßnahmen, Umstrukturierungen und steigende Scheidungsraten sind nur ein paar Beispiele, wodurch die Verbitterung der Menschen steigt.

Was also tun, wenn man noch nicht zu den „Dankbaren" gehört? Die Forscher sind überzeugt, dass man Dankbarkeit lernen kann, wie das Beispiel der Studie zeigt. Ohne rechte Aufmerksamkeit und Achtsamkeit können wir die immer wiederkehrenden Ereignisse, von denen wir profitieren, nicht wahrnehmen.

Der Anfang – die richtigen Fragen

Wollen wir dauerhaft erfolgreich wachsen und damit glücklich altern, dann hilft es ungemein, die Gewohnheiten eines glücklichen Charakters zu entwickeln. Wenn Sie das erreichen wollen, achten Sie auf Ihr Fühlen, Denken und Handeln im Hier und Jetzt! Und nichts beeinflusst dies so sehr wie die Fragen, die wir uns stellen.

Vielleicht können auch Sie abends schwer einschlafen, weil Probleme in Ihrem Kopf kreisen, ohne Ende und Lösung. Die Gedanken ziehen Sie immer tiefer in eine negative Gefühlswelt hinein, Sie geraten in einen Teufelskreis. Beantworten Sie sich jeden Abend vor dem Einschlafen folgende Fragen. Sie sind nicht nur dazu da, diesen Tag in Ruhe und Frieden zu Ende zu bringen. Sie geben Ihrem Unterbewusstsein und damit Ihrem Körper die Möglichkeit, sich optimal zu regenerieren und die nächsten Tage so zu gestalten, dass Sie Gelegenheit haben, aktiv und gesund nach Ihren Werten und Zielen zu leben.

Wann? Jetzt! Fangen Sie heute an.

Die Abendfragen

- Was habe ich heute alles getan?
- Was habe ich heute für mich, für mein Leben getan?
- Welchen Beitrag habe ich für andere geleistet?
- Was habe ich heute gelernt?

Und wie steht es mit dem Morgenfrust? Tauchen da hinderliche Fragen auf wie: „Warum immer ich?" Oder: „Was kommt heute bloß wieder auf mich zu?" Das motiviert höchstens, die Decke höher über den Kopf zu ziehen. Auch am Morgen können wir mit richtigen Fragen unser Leben positiv beeinflussen.

Die Morgenfragen

- Worüber in meinem Leben bin ich glücklich?
- Worauf in meinem Leben bin ich stolz?
- Wofür in meinem Leben bin ich dankbar?
- Wofür kann ich mich in meinem Leben begeistern?
- Was in meinem Leben finde ich aufregend und spannend?
- Wofür in meinem Leben stehe ich ein?
- Wen liebe ich, und von wem werde ich geliebt?
- Was ist zu tun, und was davon möchte ich heute tun?

Es ist absolut keine Hexerei, das Fühlen, Denken und gesund Bleiben mit den richtigen Fragen im Hier und Jetzt in die richtigen Bahnen zu lenken. Tag für Tag. Falls bei einer Frage Zweifel auftauchen und die Antwort „Da fällt mir nichts Positives ein" lautet, ist das kein Grund zu verzagen. Das zu erkennen ist schon die Hälfte des

Weges! Gehen Sie ihn weiter, schaffen Sie förderlichen Gedanken Raum und setzen Sie die richtigen Schritte.

Manchmal freilich hat man innere „Blockaden", die wirklich schwierig zu überwinden sind. Warum nicht Unterstützung holen? Man holt sich doch auch Ratschläge von einem Experten sprich Trainer, wenn man Tennis lernen will oder Schifahren. Warum also nicht auch in diesem Bereich? Es steht nirgends geschrieben, dass Psychologen und professionelle Mental-Coaches nur Spitzensportlern, Spitzenmanagern oder Menschen mit „richtigen" Problemen vorbehalten sein müssen – auch wenn das in Europa offensichtlich noch die vorherrschende Meinung ist.

Falls Sie also bei sich Denkmuster erkennen, die einem glücklichen Altern fühlbar im Wege stehen, scheuen Sie sich nicht, einen Experten um Tipps zu fragen. Sie brauchen bei einem modernen Mentaltraining auch nicht zu befürchten, 30 Jahre „auf der Couch zu liegen". Gezielte Formen der Begleitung durch lösungsorientierte Gespräche verhelfen oft schon in kurzer Zeit zu einer neuen Sicht der Dinge.

Altern beginnt also im Kopf – jung bleiben auch. Gesundheit, Wohlbefinden und Glück haben ihren Ursprung in unseren Köpfen und in unseren Herzen. Damit wird ein guter, „erfolgreicher" Alterungsprozess auch von uns selbst beeinflussbar. Und das sind die „Zutaten":

Optimismus/Positives Selbstbild: Optimismus stärkt Körper und Seele. Nehmen Sie sich selbst liebend an! Alte Weisheit, neu bestätigt: „Gutes" tun macht glücklich.

Soziale Integration: Familie, Freunde, Nachbarn – unser soziales Netzwerk trägt und fängt uns auf. Es ist messbar: Eine langjährige Partnerschaft hat viele positive Effekte.

Dankbarkeit: Es finden sich immer Gründe, dankbar zu sein. Echt dankbar. Lenken Sie Ihre Aufmerksamkeit darauf. Das schützt und stabilisiert Ihre Psyche.

Lernen: Hirngymnastik, geistige Beschäftigung und die Bereitschaft, alte Pfade zu verlassen und neue Wege zu gehen hält jung. Wechseln Sie hin und wieder die „Brille".

Lachen: Lassen Sie nicht zu, dass Sie das Lachen verlernen. Freude und Spaß sind Medizin für Körper und Seele. Außerdem arbeitet das Gehirn besser.

Bewegung im Alltag, Sport und Training

Es lohnt sich, „fit im und fit für das Alter" zu sein. „Active Aging" lautet ein Schlagwort, das man immer wieder hört. Wir nennen es „Aktiv Älterwerden". Auf jeden Fall geht es immer um das Eine: dem Alterungsprozess entgegen wirken. Wie Sie das schaffen, zeigen wir Ihnen auf den folgenden Seiten.

Ihr Programm für Wohlbefinden und Fitness am Weg ins Älterwerden hat drei Säulen:

„Bewegter" Alltag
Die erste Säule, der erste Schritt ist denkbar einfach, nämlich ein „bewegter" Alltag. Haus- und Gartenarbeiten bieten genügend Gelegenheit, sich zu bewegen, kürzere Wege können zu Fuß zurückgelegt werden, bei kleinen Bewegungsspielen können Sie wieder zum Kind werden. Es braucht nur ein wenig Bewegung im Alltag um vieles an Wohlbefinden und Dynamik zu erreichen. Gehen Sie einfach „bewegt" durch den Tag.

Sport
Wenn Sie noch mehr Schwung ins Leben bringen wollen, ist Sport ein probates Mittel. Das ist die zweite Säule in Ihrem Programm für ein aktives Älterwerden. Sport ist Bewegung, abgehoben von der Zweckorientierung des Alltags. Sportarten wie Nordic Walking, Rad fahren oder Skiwandern erst einmal richtig lernen und dann mit Maß und Ziel ausüben – das bringt Schwung, Freude und Laune in Ihr Leben.

Training
Sportliches Training – die dritte Säule Ihres Programms – ist Sport mit dem Ziel, Belastbarkeit und Leistungsfähigkeit zu steigern. Mit Training können Sie Ihre Stärken ausbauen und Ihre Schwächen beseitigen – und dem Alter noch besser Paroli bieten. Gezieltes Training bedeutet noch mehr Fitness, Wohlbefinden und Gesundheit. Sie können Schutzfaktoren für Ihre Gesundheit, wie etwa eine kräftige Muskulatur und eine starkes Herz, aufbauen und Risikofaktoren minimieren.

Die Vorteile unseres „Drei-Säulen-Programms" liegen im leichten Einstieg, in der Selbstbestimmung und in der individuellen Anpassbarkeit. Sie bestimmen selbst, ob Sie die drei Schritte gleich hintereinander setzen möchten oder ob Sie Ihren Lebensstil langsamer in Richtung mehr Bewegung modifizieren wollen. In jedem Fall können Sie noch viel erreichen. Leistung ist kein Vorrecht der Jugend! Schon gar nicht Bewegung, Sport und sportliches Training. Bewegung ist das Elixier des Lebens.

Und im Übrigen: Körperliches Training ist eine erstaunlich gute Behandlung bei Angstzuständen, Stress und vielen anderen Belastungen im Leben!

Belastbarkeit, Leistungsfähigkeit, Trainierbarkeit

Bevor wir näher auf Ihr Programm für's „Aktive Älterwerden" eingehen, wollen wir uns drei zentralen Begriffen aus der Welt des Sports zuwenden: Belastbarkeit, Leistungsfähigkeit und Trainierbarkeit.

Belastbarkeit

Belastbarkeit steht für die Fähigkeit des Organismus, Belastungen ohne Störungen der Gesundheit zu tolerieren. Durch richtig dosierte Bewegung, Sport und Training kann sie auch in fortgeschrittenem Alter erhalten beziehungsweise erhöht werden. Da aber die Belastbarkeit – zum Beispiel von Lunge, Herz-Kreislauf oder Gelenken – mit der Zeit abnimmt, empfehlen wir allen Sporteinsteigern einen Gesundheitscheck. Wer über 35 ist, sollte vor Beginn eines sportlichen Trainings auf jeden Fall eine sportmedizinische Untersuchung absolvieren und sie dann einmal jährlich wiederholen, ebenso nach einer Erkrankung oder Verletzung.

Für die Belastung gilt: Passen muss sie zu Ihnen.

Die Belastung muss dem Alter und eventuellen körperlichen Einschränkungen angepasst werden. Schmerzen oder häufige Verletzungen sind Hinweise auf eine „Überdosis". Dem kann mit mehr Abwechslung oder generell weniger Belastung abgeholfen werden. Wenn zum Beispiel Ihre Knochendichte vermindert ist, sollten Sie Sportarten vermeiden, die mit Sturzgefahr oder mit großen Stoß-, Druck- und Scherbelastungen verbunden sind – zum Beispiel Rückschlagspiele wie Squash und Tennis, Ballspiele wie Fußball und Handball, Schneesportarten wie Schifahren und Snowboarden. Wenn Sie in der betreffenden Sportart aber sehr versiert sind, können Sie diese behutsam weiter betreiben.

Sportarten und Trainingsformen, die Ihre Muskeln schonend kräftigen und so einen Reiz für die Festigung der Knochen setzen und schwache Knochen gut abstützen, sollten Sie unbedingt in Ihr Programm aufnehmen. Das sind Wandern bis hin zu Weitwandern, sportliches Walking, Nordic Walking, Aqua Running und Aqua Aerobic, Skiwandern und Schneeschuhgehen im Winter und andere mehr, vor allem aber auch sanfte Krafttrainingsformen wie Thera-Band-Programme oder Pilates.

Trainertipp:

- Wechseln Sie in Ihrem Tagesprogramm Aktivitäten und „Nicht-Aktivitäten" häufig.
- Variieren Sie die Sportarten in Ihrem Wochenprogramm.
- Vermeiden Sie intensive Belastungen im maximalen Leistungsbereich.
- Schenken Sie der Erholung nach Sport und Training besondere Beachtung.

Leistungsfähigkeit

Mit „Leistungsfähigkeit" sind die maximal vorhandenen Ressourcen des Körpers für eine Leistung gemeint. Wenn Sie alle Ihre Voraussetzungen optimal einsetzen, erbringen Sie Ihre aktuelle Höchstleistung.

So weit, so gut. Doch in fortgeschrittenem Alter sind Höchstleistungen nicht mehr das Maß der Dinge. Dennoch bleiben Erhaltung und Steigerung der Leistungsfähigkeit wichtige Ziele, die mit Belastungen in richtiger Form und Dosis auch erreichbar sind. Damit können Sie die ab 30 bis 40 nachlassende Leistungsfähigkeit nicht nur erhalten, sondern auch noch steigern.

Leistungsfähigkeit ist weit mehr als „sportlicher Selbstzweck". Sie ist ein Maßstab dafür, wie Sie die Anforderungen des Alltags bewältigen können. Wenn Sie Treppen dank kräftiger Beinmuskeln leichtfüßig hochsteigen oder Ausrutscher dank guter Koordination korrigieren und so einen drohenden Sturz verhindern können – dann verzeichnen Sie jenen Gewinn, den der Sport im Alter bringt.

Mit sportlichem Training 20 Jahre lang 40 bleiben.

Trainertipp:

- Messen Sie sich nicht an ihren Höchstleistungen aus jungen Jahren oder an den Maximalleistungen anderer. Genießen Sie es, Sport für sich und mit anderen zu treiben.
- Wettkämpfe sind auch im Sport der Älteren das „Salz in der Suppe", gehören jedoch mit Training solide vorbereitet. Gehen Sie mit Maß und Ziel an die Sache heran.

Trainierbarkeit

Unter Trainierbarkeit verstehen wir die Anpassung von Geweben und Organen an richtig dosierte Belastungen. Das Resultat ist eine Leistungssteigerung. Durch Training baut zum Beispiel jede Muskelfaser, sprich Muskelzelle, mehr Eiweiß auf und vergrößert so ihr Volumen. Daneben vergrößert die Muskelzelle ihr Energiedepot und bindet mehr Wasser, was wiederum zu einer Straffung des Muskelgewebes führt. Alles in allem steigt die Muskelmasse und damit die Leistungsfähigkeit.

Die Trainierbarkeit des gesamten Körpers bleibt auch mit zunehmendem Alter grundsätzlich erhalten. Beispiel: Ein 24-jähriger und ein 61-jähriger Mann – beide völlig untrainiert – beginnen mit einem individuell dosierten achtwöchigen Krafttraining an zehn Stationen. Pro Woche werden zwei Krafttrainingseinheiten absolviert. Nach acht Wochen hatte der 24-Jährige einen Kraftzuwachs von 44 Prozent zu verzeichnen. Beim 61-Jährigen waren es 38 Prozent und damit fast gleich viel.

Der Hans kann's noch wie das Hänschen.

Viele Bewegungen und Sportarten können Sie auch noch im Alter lernen. Ausdauer, Kraft, Beweglichkeit, Schnelligkeit und Koordination können Sie erhalten und verbessern. Aber bedenken Sie, dass Ihre Trainierbarkeit nicht mehr so ist wie im frühen Erwachsenenalter. Lassen Sie sich Zeit! Planen Sie nach anstrengenden Einheiten mindestens einen Tag Erholung ein. Verlängern Sie die Pausen zwischen den Belastungsblöcken in den Trainingseinheiten. Beim Krafttraining beispielsweise planen wir für junge Sportler eine Minute Pause zwischen zwei Stationen, bei älteren zwei Minuten.
Beispiel: Während ein Trainingsplan für einen jungen Erwachsenen aus vier Wochen mit jeweils sechs Trainingseinheiten bestehen könnte, wären für einen älteren Menschen sechs Wochen mit jeweils vier Einheiten zu empfehlen. Beide erreichen ihr Ziel, jeder auf seinem Weg und in seiner Zeit!

Trainertipp:

○ In fortgeschrittenem Alter können Sie Ihre sportliche Form länger halten als in jüngeren Jahren. Haben Sie daher den Mut zu einer „Sport- und Trainingslücke"! Sie können sich ruhig einige Wochen dem Ausdauertraining widmen, ohne befürchten zu müssen, die antrainierte Kraft zu verlieren. Auf lange Sicht sollten Sie in Ihrem Bewegungs-, Sport- und Trainingsprogramm aber auf einen abwechslungsreichen Mix setzen – also Ausdauer, Kraft, Beweglichkeit und vor allem Koordination zum Zug kommen lassen.

DIE ERSTE SÄULE – „BEWEGTER" ALLTAG

„Wenig hilft viel" – das ist eine der wichtigsten Botschaften der modernen Sportwissenschaft. „Wenig" bezieht sich dabei nicht so sehr auf ein Wenig an Bewegung, sondern auf ein Wenig an Zeitaufwand, Anstrengung, Platz- und Gerätebedarf. Sie müssen nicht unbedingt extrem schwitzen, um fit durchs Leben zu gehen. Sie müssen nicht in Sportkleidung schlüpfen, Sie brauchen keine teuren Sportgeräte. Was Sie brauchen, ist eine positive Einstellung zur Aktivität. Entdecken Sie die Lust an der Bewegung!

Lassen Sie sich nicht von den Errungenschaften unserer technisierten und automatisierten Welt zur Trägheit verleiten. Sitzend im Lehnsessel, umringt von Fernbedienungen für Radio, Fernseher, Video, DVD-Player und für die Verstellung der Sessellehne, daneben das Mobiltelefon und der tragbare Computer mit E-Mail-Anschluss – so können wir Stunden und Tage ohne nennenswerte Bewegung verbringen. Das einzige „mobile" ist das Mobiltelefon. Auf diese Weise verlieren wir die körperliche Fitness und im schlimmsten Fall die Mobilität. Und so bringen Sie mehr Bewegung in Ihr Leben.

Bewegungs-Chancen im Alltag nutzen

Ob Beruf, Freizeit oder Pension – der Alltag bietet viele Möglichkeiten sich zu bewegen. Suchen Sie nach diesen Chancen und werden Sie aktiv. Es liegt an Ihnen, ob Ihr „Bewegungsrad" läuft! Das wird übrigens auch Ihren Energieverbrauch beträchtlich steigern. Jeder Schritt und jede Übung verbraucht Energie, auch wenn der Schritt noch so klein und die Übung noch so kurz ist.

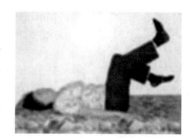

Aufwachen
Noch im Bett in Rückenlage aktivieren Sie mit Radfahr-Bewegungen Ihren Kreislauf. 15 bis 25 Tretbewegungen reichen, um Hüft- und Kniegelenke zu mobilisieren. Dann noch 15-mal mit den Ellbogen zum gegenüberliegenden Knie und Sie sind wach und aktiviert für das Aufstehen.

Aufstehen
Schon nach dem ersten Glas Wasser, das Sie getrunken haben, verbessern Sie beim Zähneputzen im Einbeinstand Ihr Gleichgewicht, bei Kniebeugen kräftigen Sie Ihre Beinmuskeln.

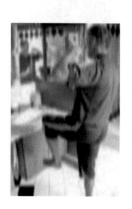

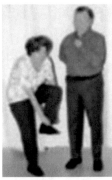

Anziehen

Das können Sie zu einem Koordinationstraining umfunktionieren: Die Knöpfe mit der weniger geschickten Hand zuknöpfen, Hosen und Röcke mit einer Hand anziehen, die Schuhe im Einbeinstand schnüren. Machen Sie aus dem Anziehen einen Spaß und gleichzeitig ein Training.

Vormittags

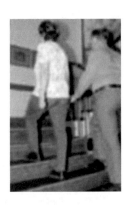

Suchen Sie nicht lange nach einem Parkplatz, sondern gehen Sie ein Stück zu Fuß. Treppen nehmen Sie flotten Schrittes, der Aufzug wäre sowieso langsamer. Jedes Telefongespräch ist eine Chance für eine kurze „Pause vom Sitzen", die zum Gehen genutzt wird. Bietet der Arbeitsplatz neben dem Stuhl auch einen Sitzball, wird aus passivem Sitzen ein Koordinationstraining. Besprechungen können hin und wieder auch im Gehen abgehalten werden.

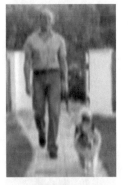

Mittags

Frisches Gemüse und Salate zu Fuß vom Markt oder aus dem Garten holen. Das Abräumen des Mittagstisches und das Trocknen des Geschirrs wird für Mobilisationsübungen genützt. Nach der Mittagsruhe mit Entspannung und Erholung einen Spaziergang mit oder ohne Hund einplanen.

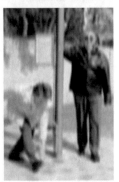

Früher Nachmittag

Wartezeiten auf den Bus oder auf Freunde werden als Dehnpausen genutzt, statt sich darüber zu ärgern. In fünf Minuten gehen sich fünf Dehnübungen aus. Nach dem Tagewerk kleine Besorgungen mit dem Rad erledigen. Arbeiten in Haushalt und Garten sind keine Last mehr, sondern willkommene Möglichkeit zur Bewegung.

Später Nachmittag

Forschungen zeigen, dass wir von 17 bis 18 Uhr ein zweites körperliches Hoch durchleben. Die manuelle Geschicklichkeit ist am Gipfelpunkt. Nützen Sie diese Hochphase, um knifflige Bewegungsaufgaben zu lösen oder kleine Reparaturen in Haus und Garten durchzuführen. In netter Gesellschaft oder alleine können Sie Ihre Geschicklichkeit bei Jonglieraufgaben, Kugel-Labyrinth oder Wurf- und Fangspielen für Alt und Jung verbessern.

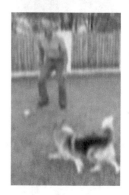

Abend

Die Dunkelheit für Orientierungs- und Gleichgewichtsaufgaben nutzen und dabei noch Strom sparen. Wechselbäder oder Kneipp`sche Güsse mit Gelenksmobilisation und Dehnen verbinden.

Schlafvorbereitung

Mit Dehnungs- und Entspannungsübungen die Nachtruhe optimal vorbereiten. Vermeiden Sie unmittelbar vor dem Schlafengehen jedoch starke Belastungen.

Trainertipp:

- Bewegung macht frisch. Seien Sie rund um die Uhr in Bewegung und Sie werden am Abend überrascht feststellen, dass Sie nicht erschöpft und abgespannt sind, sondern sich rundum wohl fühlen und mit dem abgelaufenen Tag zufrieden sind.

Bewegungs-Pausen im Alltag einlegen

Gleich vorweg – es sind keine Pausen von Bewegung, sondern Pausen für Bewegung gemeint! Machen Sie es sich zur Angewohnheit, Ihre Sitz- oder Stehtätigkeit ungefähr stündlich für fünf Minuten zu unterbrechen, um durch körperliche Aktivität neue Energie zu schöpfen. Wenn Sie angespannt arbeiten, entspannen Sie sich mit Dehnen und Strecken. Wenn Sie müde sind, aktivieren Sie Ihren Kreislauf mit Gehen oder Laufen am Stand sowie Standsprüngen. Wenn Sie spüren, dass Ihre Kreativität nachlässt, machen Sie eine Pause mit Bewegungsübungen. Schon kurze Sequenzen sind wirksam.

Hier einige Anregungen für Ihre Bewegungspausen.

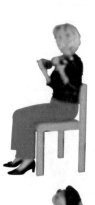

Die kräftigenden Neun

Wenn Sie müde sind und spüren, wie Sie die Kraft verlässt, sind die „kräftigenden Neun" angesagt.

1. Oberarmbeugen
Aktiver Sitz mit angespannten Bauch- und Rückenmuskeln. Arme im Ellbogen beugen und Flaschen 15- bis 25-mal zur Schulter führen. Die Flaschen so weit mit Wasser füllen, dass die letzten Wiederholungen deutlich ermüden. Plastikflaschen sind wegen der geringeren Bruchgefahr günstiger.

2. Oberarmstrecken
Aktiver Sitz wie oben. Arme zeigen zur Decke. Die Unterarme durch Beugen der Ellbogen nach hinten unten führen. Die Oberarme bleiben am Kopf. 15- bis 25-mal beugen und strecken.

3. Armheben – seitlich
Aktiver Sitz. Schulter nach unten und nach hinten ziehen. Arme bei tief gehaltenen Schultern 15- bis 25-mal seitlich heben und senken.

4. Armheben – vorne
Aktiver Sitz. Schulter nach unten und nach hinten ziehen. Abwechselnd den rechten und den linken Arm bei tief gehaltenen Schultern jeweils 15- bis 25-mal nach vorne heben und langsam wieder senken.

5. Armziehen
Im Sitzen den Oberkörper weit vorneigen und mit der Brust die Oberschenkel berühren. Arme nach unten strecken. Durch Bewegung in der Schulter und Beugen der Ellbogen die Flasche bis zum Oberschenkel hochziehen und wieder senken. 15- bis 25-mal wiederholen.

6. Schulterdrücken
Aktiver Sitz mit intensiv angespannten Bauch- und Rückenmuskeln. Flasche 15- bis 25-mal nach oben drücken und wieder senken.

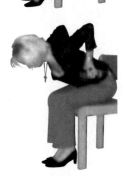

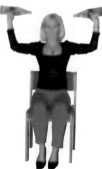

7. Beinstrecker

Aktiver Sitz auf der vorderen Stuhlhälfte. Abwechselnd das rechte und linke Bein jeweils 20- bis 30-mal strecken und beugen. Achten Sie auf einen sicheren Sitz und darauf, dass der Stuhl nicht kippt.

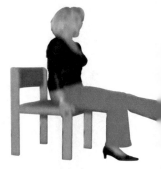

8. Hüftbeugen

Aktiver Sitz auf der vorderen Stuhlhälfte mit Grifffixierung an der Stuhlkante. Die Fersen stehen im Lot unter den Knien. Beugen Sie 15- bis 25-mal in der Hüfte und heben Sie dabei die Füße zirka zehn Zentimeter vom Boden ab. Achten Sie darauf, dass der Stuhl nicht kippt.

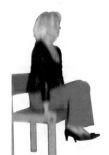

9. Hüftstrecken

Aktiver Sitz an der Stuhlkante mit Grifffixierung an der Stuhlkante. 15- bis 25-mal das Gesäß vom Stuhl abheben und die Hüfte strecken. Achten Sie darauf, dass der Stuhl nicht kippt. Wenn Ihre Handgelenke bei dieser wichtigen Übung schmerzen, gibt es eine gute Alternative. Lehnen Sie sich mit dem Rücken an die Wand, die Fersen sind 25 bis 50 Zentimeter von der Wand entfernt. Jetzt strecken Sie in der Hüfte und entfernen das Gesäß von der Wand.

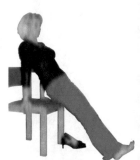

Die dehnenden Sieben

Wenn Sie angespannt arbeiten und spüren, dass durch langes Sitzen oder Stehen Muskeln verspannt sind und nichts mehr locker von der Hand geht, dann entspannen Sie sich mit Dehnen, mit Recken und Strecken – die „dehnenden Sieben" sorgen für Abhilfe.

1. Seitlicher Nackenbereich

Aufrechter aktiver Sitz, Schultern tief, Blick gerade aus. Kopf mit der Hand am Ohr zur Seite ziehen, bis ein deutliches Dehngefühl zu spüren ist. Die Dehnung 20 Sekunden halten und dann die Seite wechseln.

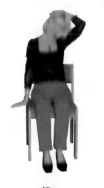

2. Hinterer Nackenbereich

Ausgang wie oben. Kopf nach vorne rollen und 20 Sekunden die Dehnposition halten. Atmen sie ruhig und bewusst weiter.

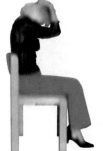

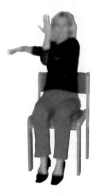

3. Hinterer Schulterbereich und Armrückseite

Sitz wie oben. Rechten Arm vor der Brust zur Seite halten und mit dem linken Arm die Dehnung verstärken. Nach 20 Sekunden die Seite wechseln.

4. Vorderer Schulterbereich und Brust

Sitz wie oben. Ellbogen kräftig nach hinten ziehen, dabei den Rücken gerade halten und ruhig atmen. 20 Sekunden halten, dann die Arme ausschütteln und die Dehnung wiederholen.

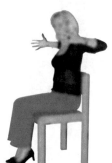

5. Vorderseite des Beines

Sitz an der Stuhlkante auf einer Gesäßhälfte. Achten Sie darauf, dass der Stuhl sicher steht. Das linke Bein gerade in Verlängerung zum Rücken nach unten strecken und nach hinten ziehen. Nach 20 Sekunden Seitenwechsel.

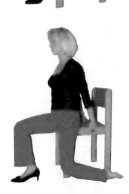

6. Rückseite des Beines

Sicherer Sitz auf der Stuhlkante. Bei geradem Rücken den Oberkörper nach vorne neigen. Das linke Bein ist gestreckt und der rechte Arm zieht zum linken Fußballen. Nach 20 Sekunden Seitenwechsel.

7. Hals- und Brustwirbelsäulenbereich

Aktiver Sitz bei geradem Rücken. Vom Kopf bis zum Brustbein vorrollen und die Dehnung 30 Sekunden halten. Aufrollen, entspannen und die Dehnung wiederholen.

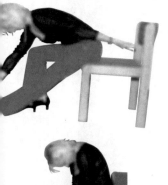

Die gefinkelten Fünf

Sie spüren, dass Ihre Kreativität schwindet und Ihre Konzentration nachlässt? Machen Sie eine Pause vom angestrengten Suchen nach Lösungen und fordern Sie die Bewegungssteuerung Ihrer rechten und linken Körperhälfte heraus. Dadurch werden auch Ihre beiden Gehirnhälften wieder besser miteinander vernetzt, Lösungen stellen sich dann meist leichter ein. Probieren Sie die „gefinkelten Fünf".

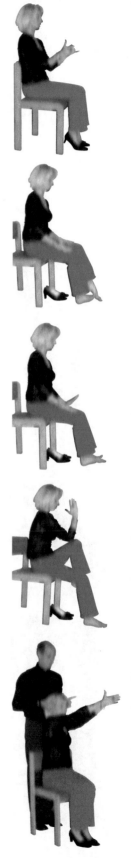

1. Fingertwist

Zuerst die Daumen und die kleinen Finger 10-mal abwechselnd strecken und beugen, mit beiden Händen seitengleich und im gleichen Rhythmus. Unmittelbar anschließend 10-mal die Daumen und die kleinen Finger gegengleich – rechter Daumen und linker Kleinfinger – strecken und beugen. Dann wieder 10 seitengleiche Wiederholungen.

2. Fußtwist

Zehen und Ferse abwechselnd heben und senken. Zuerst 10-mal seitengleich, unmittelbar anschließend 10-mal gegengleich, dann wieder 10-mal seitengleich.

3. Sitztanz

Fuß und Hand 10-mal gegengleich hochklappen und wieder senken. Unmittelbar anschließend 10-mal gleichseitig heben und senken, dann wieder 10 gegengleiche Wiederholungen.

4. Sitz-Crawl

Rechtes Knie und linken Ellbogen zusammenführen, dann linkes Knie und rechten Ellbogen. Fünf Wiederholungen. Unmittelbar anschließend rechtes Knie und rechten Ellbogen beziehungsweise linkes Knie und linken Ellbogen zusammenführen. Ebenfalls 5 Wiederholungen. Im dritten Übungsteil wieder je 5-mal diagonal bewegen.

5. Liegende Acht

Geschlossene Handflächen und gestreckte Arme in Vorhalte. Aus dieser Position zeichnen Sie mit den Zeigefingern eine „Liegende-Acht" vor Ihrer Brust. Beginnen Sie mit dem aufsteigenden Teil der Achterschleife. Der Kopf bleibt gerade ausgerichtet, die Augen verfolgen ohne Kopfbewegung die Hand bei deren Weg auf der Achterschleife.

Bewegungs-Programme in den Alltag einbauen

Für Bewegungsprogramme brauchen Sie mehr Zeit und Raum als für die „Bewegungspausen" aus dem vorigen Kapitel. 10 bis 15 Minuten sind es für die folgenden Programme.

Kräftigungsprogramm am Morgen

Wir haben fünf Kraftübungen, bei denen die wichtigsten Muskelgruppen gestärkt werden, speziell für ältere Sporteinsteiger und für Ungeübte zusammengestellt. Eine trainingswirksame Kräftigung ist eine Übung, welche die beteiligten Muskeln nach 25 bis 40 Wiederholungen sehr stark ermüdet. Es muss nicht das ganze Programm sein. Bei einzelnen Übungen werden dann eben die beanspruchten Muskeln gestärkt.

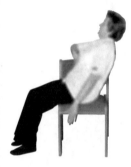

1. Bauch-Sitzpendel
Sitz auf der Bettkante, auf einer Tischkante oder am Vorderrand eines sicher stehenden Stuhls. Füße fest in den Boden drücken, Beine anspannen, aufrechter Sitz und Blick nach vorne richten. Legen Sie den Daumen an den Unterrand des Brustbeins und den Zeigefinger an den Nabel. Der Oberkörper „pendelt" nun bei kräftiger Bauchmuskelaktivität langsam nach hinten und wieder zurück nach vorne. Der Abstand der beiden Finger darf sich nicht ändern, der Rücken soll gerade bleiben. Je weiter sie nach hinten „pendeln", umso schwieriger wird die Übung. Wählen sie die Schwierigkeit so, dass Sie 15 bis 25 Wiederholungen zustande bringen.

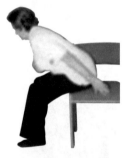

2. Rücken-Sitzpendel
Behalten Sie den Sitz wie beim Bauch-Sitzpendel. Der Oberkörper „pendelt" jetzt bei kräftiger Rückenmuskelaktivität langsam so weit bei geradem Rücken nach vorne, dass die Fingerdistanz gehalten werden kann, und wieder zurück in die aufrechte Position. „Pendeln" Sie auch bei dieser Übung so aus, dass Sie 15 bis 25 Wiederholungen schaffen.

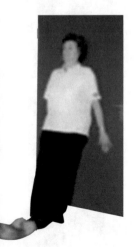

3. Stand-Lehne
Lehnen Sie sich mit dem Rücken an eine Wand, sodass der Hinterkopf, die Schulterblätter und das Gesäß die Wand berühren. Mit den Füßen stehen Sie bei gestreckten Beinen 50 bis 75 Zentimeter vor der Wand. Bei kräftiger Gesäßmuskelaktivität

und Anspannung der Muskulatur an der Oberschenkelhinterseite strecken Sie den Körper von den Schultern bis zu den Füßen
15- bis 25-mal ganz durch.

4. Stand-Stütz

Stellen Sie sich 50 bis 75 Zentimeter vor eine Tür. Nun stützen
Sie sich am Türrahmen mit den Händen in Schulterhöhe ab.
Aus dieser Position beugen Sie die Arme im Ellbogen bis zum
rechten Winkel und lehnen sich in den Türrahmen. Dann die
Arme wieder strecken und in den geraden Stand gehen. 15 bis
25 Wiederholungen kräftigen die Arm-, Schulter und Brustmus-
kulatur.

5. Sitz-Standwechsel

Nehmen Sie auf einem Stuhl Platz und halten Sie den Rücken
gerade. Aus dem Sitz wechseln Sie ohne Armschwung und bei
angespannter Rumpfmuskulatur in den Stand und langsam
wieder in den Sitz zurück. 15 bis 25 Wiederholungen für eine
kräftige Beinmuskulatur. Um die geforderte Wiederholungszahl
zu erreichen, können Sie sich auch mit den Armen leicht vom
Stuhl abdrücken.

Mobilisierungsprogramm am Nachmittag

Eine Stunde nach dem Mittagessen macht sich das Nachmittagstief
bemerkbar. Begegnen Sie diesem aktiv mit Bewegung. Ideal wären
Mobilisierungsübungen, bei denen Sie sich bewusst, langsam und
mit geringem Krafteinsatz über den gesamten Gelenkspielraum bewegen. Dabei sollen Sie keine Schmerzen spüren. Diese Mobilisationsübungen wiederholen Sie jeweils 20- bis 30-mal.

1. Aktivierung 1

Standschritte – imitieren Sie die Gehbewegung am Stand. Ziehen Sie dabei die Knie richtig hoch und begleiten Sie diesen
Beineinsatz mit einem kräftigen gegengleichen Armeinsatz.
Damit kommt der Kreislauf in Schwung, die Zellen bekommen
mehr Sauerstoff und der ganze Organismus stellt sich sachte
auf „Leistung" um.

2. Aktivierung 2

Standlauf – fortgeschrittene Sportler können vom Gehen auch
zur Imitation des Laufes im Stand übergehen.

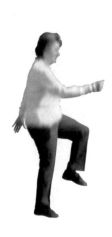

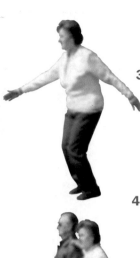

3. Mobilisierung 1

Armpendeln im Beidbeinstand – schwingen Sie mit den Armen parallel zur Blickrichtung nach vorne kräftig vor und zurück. Bei den ersten 15 Schwüngen sollen die Daumen stets nach vorne zeigen. Bei den nächsten 15 Schwüngen zeigen die Daumen vorne nach außen und hinten nach innen.

4. Mobilisierung 2

Beinpendeln im Einbeinstand – sichern Sie Ihren Einbeinstand indem Sie sich zum Beispiel an einem Baum oder an einem Geländer anhalten. Im stabilen Einbeinstand schwingen Sie mit möglichst gestrecktem Bein vor und zurück. Achten Sie darauf, dass die Füße während der Pendelbewegung gerade nach vorne gerichtet sind.

5. Mobilisierung 3

Gegengleiches Arm- und Beinpendeln im Einbeinstand – also Arm vor, Bein zurück und umgekehrt auf jeweils beiden Seiten.

6. Mobilisierung 4

Windmühlkreisen – der rechte Arm kreist nach vorn, der linke nach hinten und umgekehrt. Versuchen Sie, die Arme beim Kreisen gestreckt zu halten und den Kreis weit nach hinten zu führen.

7. Abschlussaktivierung

Diagonaler Armzug – der Rücken ist gerade, der Kopf in Verlängerung der Wirbelsäule, der rechte Arm zieht nach vorne oben, der linke nach hinten oben und umgekehrt. Blick auf den Boden und Knie leicht beugen.

Dehnprogramm am Abend

Am Abend lässt sich unsere Muskulatur optimal dehnen. Wenden Sie sich bei ruhiger Musik der Entspannung Ihrer Muskulatur und Ihrer Psyche zu. Gönnen Sie sich eine Stretching-Einheit, auf diese Weise erholen Sie sich vom Tag. Über die Grundlagen des Stretching lesen Sie auf Seite 107. Dort finden Sie auch weitere, ausführlichere Übungen.

1. Brust
Kniestand, das Gewicht über das Gesäß nach hinten in Richtung der Fersen verlagern, die Hände greifen am Boden so weit wie möglich nach vorn. Blick auf die Matte, die Handflächen bleiben am Boden. In dieser Position nun den Oberkörper zum Boden drücken und die Dehnung im Brustmuskel und in der Schulter spüren.

2. Rücken
Aus der Rückenlage beide Knie zur Brust ziehen und die Arme in den Kniekehlen verschränken. Dabei werden die Gesäßmuskeln und die Muskulatur im unteren Rückenbereich rund um die Lendenwirbelsäule gedehnt.

3. Oberschenkel hinten
Rückenlage, ein Bein mit beiden Händen am Oberschenkel fassen und zum Körper ziehen. Die Dehnung soll vom Gesäß bis in die Zehen spürbar sein.

4. Oberschenkel vorne
Seitenlage, bodennahes Bein anwinkeln, der Kopf ruht auf dem Arm, das andere Bein leicht anheben und am Knöchel fassen. Den Unterschenkel an den Oberschenkel heranziehen, dadurch wird die Vorderseite des Oberschenkels gedehnt.

5. Rumpf
Rückenlage, die Beine abgewinkelt zur Seite legen, beide Schultern bleiben am Boden, die Arme werden zur Seite ausgestreckt. Der Kopf wird von den Beinen weggedreht.

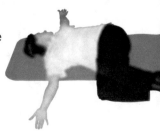

⊙⊙⊙ DIE ZWEITE SÄULE – SPORT

Wagen wir nun den Schritt vom „bewegten" Alltag zum Sport, also jenen Tätigkeiten, die dem Brockhaus zufolge „in den meisten Fällen um ihrer selbst willen und aus Freude an der Überwindung von Schwierigkeiten ausgeübt werden".

Gehen Sie „Ihren" Weg.

Ein Privileg des Alters ist „zu wissen, was man will". Suchen Sie sich daher die Sportarten, die Sie ins Alter begleiten sollen, ganz nach Ihren Neigungen und nach Ihren Interessen aus. Denken Sie dabei aber an die Grenzen Ihrer Belastbarkeit. Achten Sie bei Sportarten, die mit intensiver Anstrengung verbunden sind auf eine sehr gute Vorbereitung durch einen langsamen und behutsamen Trainingsaufbau, am besten mit sportärztlicher Begleitung. Dazu gehören zum Beispiel Höhenbergsteigen, Tiefseetauchen, Berglaufen, Bergzeitfahren mit dem Straßenrad oder Mountainbike. Auch bei Sportarten mit hoher mechanischer Belastung durch Stoß-, Druck-, Zug- und Scherkräfte wie zum Beispiel Weitspringen, Hürdenlaufen, Squash oder Judo ist auf eine sehr gute Vorbereitung zu achten.

Trainertipp:

- Die Belastung soll sich im Bereich von 50 bis höchstens 80 Prozent der maximalen Herzfrequenz bewegen.
- Sportarten mit geringer Sturzgefahr und Fremdeinwirkung sind günstiger. Mannschaftsspiele wie Fußball und Basketball können durch Regeländerungen altersgerecht modifiziert werden.
- Der Bewegungsablauf sollte mit eher moderaten mechanischen Belastungen verbunden sein. Das trifft bei Sportarten mit wenig Stopp-, geringen Beschleunigungs- und kurzen Flugphasen zu. Zum Beispiel: Walking, Nordic Walking, Schwimmen, Rad fahren, Skiwandern und Skilanglaufen.

Energiebedarf bei Bewegung und Sport
Jede körperliche Aktivität steigert den Energieverbrauch um ein Mehrfaches. Bei Büroarbeit steigt er zum Beispiel auf das 1,3- bis 1,6fache des Grundumsatzes, bei Nordic Walking auf fast bis zum 8fachen.

Das Schönste zum Schluss: Der „Nachbrenneffekt" sorgt dafür, dass Sie auch nach der sportlichen Betätigung noch deutlich mehr Kalorien verbrauchen als ohne Sport.

ENERGIEVERBRAUCH BEI ALLTAGSAKTIVITÄTEN	Mehrfaches des Grundumsatzes	Kalorienverbrauch pro Stunde
Lesen	1,3	100
Geschirr abwaschen	2,3	170
Kochen	2,5	190
Aufräumen	2,5	190
Einkaufen	3,5	260
Rasen mähen (Elektromäher)	4,5	340
Garten umstechen	5,0	375
Büroarbeit sitzend	1,5	110
Fließbandarbeit	3,0	225
Maurerarbeit	7,0	525

Grobe Abschätzungen des Energiebedarfs bei ausgewählten Alltagsaktivitäten.

ENERGIEVERBRAUCH BEIM SPORT	Mehrfaches des Grundumsatzes	Kalorienverbrauch pro Stunde
Walking	4,0 – 8,0	300 – 600
Nordic Walking	5,0 – 10,0	375 – 750
Laufen	6,5 – 19,9	500 – 1.500
Rad fahren	2,3 – 12,5	170 – 900
Schneeschuh gehen	5,0 – 10,5	375 – 800
Skiwandern	4,5 – 10,0	340 – 750
Skilanglaufen	9,5 – 15,5	700 – 1.250
Bowling	3,0	225
Fußball (moderat)	7,0	525
Schwimmen (moderat)	6,0	450

Energiebedarf bei ausgewählten Sportarten.

Aufwärmen und Abwärmen

Egal, welchen Sport Sie betreiben, das Auf- und Abwärmen gehört immer dazu. Lassen Sie den „Motor" erst auf Touren kommen und ihn dann gemächlich auslaufen. Eine moderate Einleitung ist wichtig für die mentale Einstimmung, die Umstellung des Körpers auf „Leistung", die Belastbarkeit und schließlich auch die Verletzungsvorbeugung. Da es dabei im Wesentlichen um die Erhöhung der Körpertemperatur und die Erwärmung der Muskulatur geht, wird oft der Begriff „Aufwärmen" verwendet. Der Abschlussteil wird dementsprechend auch „Abwärmen" genannt.

Nehmen Sie sich für beides Zeit – mit zunehmendem Alter umso mehr, da die Verletzungsgefahr größer wird und sich die Regenerationszeiten verlängern. Für gesundheits- und fitnessorientierte Sporteinheiten sollte die Einleitung zirka 10 bis 30 Minuten und

Sportart	„Active Aging" Faktor	Aufwand, Durchführbarkeit	Erlernbarkeit	Nutzen für Ausdauer	Kräftigung	Nutzen für Koordination, Beweglichkeit	Kosten
Walking	✳✳✳	✳✳✳✳✳	✳✳✳✳✳	✳✳✳	✳✳	✳✳	✳✳✳✳✳
Nordic Walking	✳✳✳✳	✳✳✳✳✳	✳✳✳✳✳	✳✳✳✳	✳✳✳	✳✳✳✳	✳✳✳✳
Laufen	✳✳✳✳✳	✳✳✳✳✳	✳✳✳✳	✳✳✳✳✳	✳✳✳✳	✳✳	✳✳✳✳✳
Rad fahren	✳✳✳✳	✳✳✳✳	✳✳✳✳	✳✳✳✳	✳✳✳✳	✳✳✳	✳✳✳
Schneeschuhgehen	✳✳✳	✳✳✳	✳✳✳✳	✳✳✳✳	✳✳✳✳	✳✳✳	✳✳✳✳
Skiwandern	✳✳✳✳	✳✳✳	✳✳✳	✳✳✳✳	✳✳✳	✳✳✳✳	✳✳✳
Skilanglauf	✳✳✳✳✳	✳✳✳	✳✳	✳✳✳✳✳	✳✳✳✳✳	✳✳✳✳✳	✳✳✳

Einige Sportarten und ihre „Eigenheiten"

der Abschluss zirka 5 bis 20 Minuten dauern. Fragen Sie Ihren Sportarzt, wie Sie diese am besten gestalten.

Wählen Sie Ihre Lieblingssportart

Sport ist ein Lebenselixier für Jung und Alt, für Mann und Frau – Sie müssen es nur tun! Aber dafür bedarf es einer gewissen Technik. Warum? Weil es dann mehr Spaß macht und weil Sie dann sicherer unterwegs sind. Wer die Technik beherrscht, wird sich nicht so leicht verletzen. Daher sind bei den folgenden Sportarten, die aus unserer Sicht für Sporteinsteiger im fortgeschrittenen Alter besonders geeignet sind, auch Tipps für die richtige Technik enthalten. Bei den Wintersportarten ist zu beachten, dass man auch bei Kälte viel Flüssigkeit verliert, besonders in Höhenlagen, und daher für eine ausreichende Flüssigkeitszufuhr sorgen muss.

Walking – der Sport für Einsteiger

Gehen, um von A nach B zu kommen, ist eine Sache; Walking mit 60 bis 90 Doppelschritten pro Minute für mehr Fitness ist eine andere. Der Unterschied liegt im kräftigeren Beinmuskeleinsatz beim Abdruck, in der bis zur doppelten Schrittfrequenz, im dynamischen Einsatz der Arme wechselseitig zur Beinarbeit, und in der erhöhten Herzfrequenz. Beim Walken sind etwa 70 Prozent der gesamten Muskulatur im Einsatz. Dieser Muskeleinsatz verbraucht viel Energie, verbessert die Ausdauer und steigert die Kraft.

Körperliche Anforderungen – welche Fähigkeiten Sie brauchen

Walking ist die ideale Sportart für Einsteiger mit geringer körperlicher Fitness. Sie brauchen keine starken Muskeln, keine ausgeprägte Ausdauer und auch keine ausgefeilte Koordination. Was Sie brauchen ist die Motivation „es einfach zu tun". Die sportliche Technik des Walkens ist aus dem Gehen leicht zu entwickeln.

Effekt – was bewirkt Walking

Der Muskeleinsatz, der gesteigerte Krafteinsatz und vor allem die erhöhte Schrittfrequenz verbrauchen Energie. Sie können mit einem Verbrauch von 300 bis 600 Kilokalorien pro Stunde rechnen. Die Ausdauer wird verbessert, wenn Sie die Herzfrequenz in dem für extensives aerobes Ausdauertraining passenden Bereich von 60 bis 70 Prozent der maximalen Herzfrequenz (siehe Kapitel „Ausdauertraining") halten und zwei- bis dreimal pro Woche etwa 30 bis 60 Minuten marschieren.

Ausrüstung – damit geht sich's gut

Noch einen Vorteil gibt es dabei: Die Ausrüstung für das Walken ist überaus kostengünstig. Sie können es auch mit Ihrer Alltagskleidung und bequemen Straßenschuhen probieren. Wenn Sie sich zu mehr entscheiden, empfehlen wir spezielle Walkingschuhe und eine funktionelle Sportbekleidung. Der richtige Walkingschuh soll die Belastung, die Sie Ihren Füßen zumuten, ausgleichen und dämpfen. Er muss den Schritt führen sowie den Fuß stützen und stabilisieren. Wenn Sie sich dafür interessieren und bei diesem Sport bleiben wollen, ist die Anschaffung einer Pulsuhr sowie eines Hüftgurts mit einer Trinkflaschenhalterung sinnvoll.

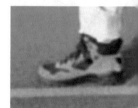

Walking-Technik – gut zu wissen

- Der **Fußaufsatz** erfolgt auf der Ferse des vorderen Stützbeines. Dabei ist im Unterschied zum Laufen das hintere Bein noch am Boden. Es gibt also beim Gehen und Walken eine kurze, so genannte „Zweibeinphase".

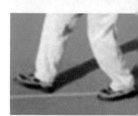

- Der Fuß wird auf der Außenseite der Ferse aufgesetzt. Der erste Teil der **Abrollbewegung** geht auf die Mitte der Ferse und bringt den Fuß in eine gerade Stellung. Bei richtiger Fußstellung geht die Abrollbewegung dann quer durch den Fuß bis zur Großzehe weiter.

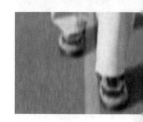

- Die **Spurbreite** ist beim Walken deutlich schmäler als beim Gehen im Alltag, die Füße werden ungefähr hüftbreit aufgesetzt. Das sichert einen ökonomischen und gelenkschonenden Krafteinsatz. Ein zu breiter – aber auch ein zu enger – Fußaufsatz kann zu Überlastungen und Schmerzen führen.

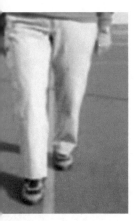

● Sorgen Sie für eine gute **Führung** des Beins. Achten Sie darauf, dass Sie weder in eine X-Beinstellung einknicken, noch in einer O-Beinstellung das Knie nach außen drücken.

● Der **Beinabstoß** soll aktiv und kräftig ausgeführt werden. Achten Sie darauf, dass Ihr Bein im Kniegelenk bei der Landung nicht durchgestreckt ist. Ist das der Fall, können Sie den Landedruck nur schlecht abfedern. Während der Abstoßphase strecken Sie das Bein von der Hüfte über das Knie bis zum Sprunggelenk. Bei einer derart aktiven Walking-Technik werden fast alle Muskeln der Beine und der Hüfte dynamisch gekräftigt.

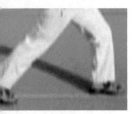

● Auch der **Beinvorschwung** wird aktiv ausgeführt. Heben Sie Ihre Füße nur wenig vom Boden ab und beugen Sie das Knie des Schwungbeines beim Vorschwingen. So entspannen Sie die Beinmuskulatur und bereiten den Bodenkontakt mit leicht gebeugtem Knie auf der Ferse vor.

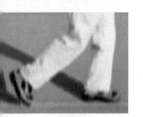

● Schwingen Sie die **Arme** im Diagonalgang gegengleich zu den Beinen. Die Arme sind am vorderen Umkehrpunkt im Ellbogen gebeugt und der Unterarm steht waagrecht. Beschleunigen und bremsen Sie die Arme dynamisch kräftig und im Rhythmus der Beine. Somit wird Walking zur „Ganzkörpersportart".

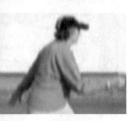

● Ihre **Körperhaltung** sollte aufgerichtet und der Oberkörper gespannt sein – aber nicht verspannt. Der Kopf steht exakt in Verlängerung zum Rücken, der Blick ist nach vorne gerichtet. Suchen Sie Ihren optimalen Atemrhythmus im Einklang mit dem Schrittrhythmus, versuchen Sie eine Zeit lang, intensiv durch die Nase ein- und durch den Mund auszuatmen.

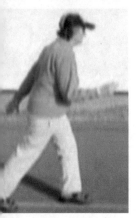

Nordic Walking – das Ganzkörpertraining in der Natur

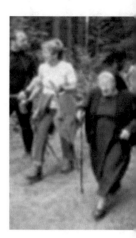

Sportliches Gehen mit Stockeinsatz – Nordic Walking also – hat sich als Fitness-Trendsportart durchgesetzt. Es ist aber mehr daran als Zeitgeist. Durch regelmäßiges und effektives Nordic Walking verbessern Sie die Leistungsfähigkeit Ihres Herz-Kreislaufsystems deutlich. Sie kräftigen 80 bis 90 Prozent aller Muskeln, im Besonderen die Rücken-, Bauch-, Gesäß-, Oberschenkel- und Wadenmuskulatur. Bei richtiger Dosierung im Bereich von 60 bis 70 Prozent der maximalen Herzfrequenz können Sie viele Fettreserven rund um Hüfte, Oberschenkel und Bauch mobilisieren und verbrennen.

Körperliche Anforderungen – welche Fähigkeiten Sie brauchen

Neben Walking ist Nordic Walking die ideale Sportart für Sporteinsteiger. Die Belastung beim Fußaufsatz ist gering, Gelenke, Sehnen und Bänder werden noch nicht so gefordert wie beim Laufen. Dank der Stöcke sind die Bodenreaktionskräfte sogar noch niedriger als beim Walken. Zuviel Gewicht wirkt sich nicht so belastend aus wie beim Laufen.

Auch fitte Sportler jeder Alterstufe profitieren vom Nordic Walking. Sogar Leistungssportler „gehen am Stock", wenn ein Regenerationstraining oder ein extensives Ausdauertraining im Fettstoffwechselbereich am Programm steht.

Effekt – was bewirkt Nordic Walking

Bei vergleichbarer Stoffwechselbeanspruchung ist die Herzfrequenz beim Nordic Walking um 5 bis 15 Schläge höher als beim Walken. Daher verbessert sich die Leistungsfähigkeit Ihres Herz-Kreislaufsystems beim regelmäßigen und richtig dosierten „Stockgehen" mehr als beim Walken. Durch den Stockeinsatz wird die Arm- und Schultermuskulatur gekräftigt. Die Übersetzung der Kraft der Arme auf den Rumpf stärkt die Rückenmuskulatur. Beim Beinabdruck wird die Gesäß-, Oberschenkel- und Wadenmuskulatur gekräftigt. Der Einsatz der vielen Muskeln sorgt für einen relativ hohen Energieverbrauch. Sie können mit 375 bis 750 Kilokalorien pro Stunde rechnen.

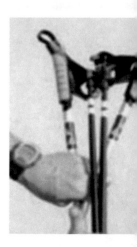

Ausrüstung – was brauchen Sie zum Nordic Walking

Für Schuhe, Bekleidung und Accessoires gilt das Gleiche wie beim Walken.

- **Stöcke:** Mit Wander- oder Skistöcken haben die modernen Spezialstöcke für Nordic Walking nichts mehr gemein. Gute Stöcke sind möglichst leicht und gleichzeitig stabil. Sie sind in festen

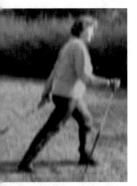

Längen und als verstellbare Teleskop-Stöcke erhältlich. Wenn Sie Ihre Stöcke alleine nutzen und auf eher flacherem Terrain trainieren, raten wir zu fixen Stöcken. Teilen Sie Ihr Sportgerät mit Partnern oder gehen Sie ins bergige Gelände, greifen Sie zu gut fixierenden und stabilen Teleskop-Stöcken.

Spezialisten empfehlen:

Stocklänge = Körpergröße in Zentimeter mal 0,66.

Technik – gut zu wissen

Beim Nordic Walking spielt die Technik eine große Rolle. Für Ausgleich, Erholung und Spaß ist dennoch gesorgt.

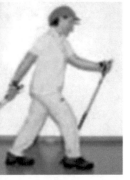

- **Der Grundschritt in der Ebene:** Für die Beinarbeit gilt grundsätzlich dasselbe wie für die Walking-Technik, darüber hinaus muss die Beinbewegung aber mit dem Stockeinsatz koordiniert werden. Der Fußaufsatz erfolgt, wie bei der Walking-Technik beschrieben, auf dem Außenrand der Ferse. Der Fuß wird deutlich vor der Körperschwerpunktslinie aufgesetzt. Der Stockeinstich erfolgt gleichzeitig mit dem Fußaufsatz, bei flottem Schritt auf Höhe der gegenüberliegenden Ferse, bei langsamerem Tempo etwas dahinter. Der Stock wird beim Einstich fest in der Faust gehalten, der Unterarm zeigt bei richtiger Stocklänge leicht nach unten. Jetzt wird das freie Bein aktiv nach vorne geschwungen und der freie Stock pendelt auf der Gegenseite nach vorne.

  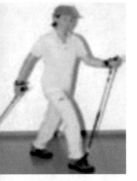

  Gehen Sie mit dem Stock und nicht am Stock! Verlängern Sie den Schritt mit kräftigem Armschub. Wenn Sie das machen, senkt sich die Schrittfrequenz für ein aerobes Ausdauertraining im Vergleich zum Walking auf grob geschätzt 50 bis 75 Doppelschritte pro Minute.

- Wenn der Fuß unter der Körperschwerpunktslinie liegt, strecken Sie das Bein von der Hüfte über das Knie bis zum Sprunggelenk kräftig. Diese **Beinstreckung** wird mit einem kräftigen **Armschub** aus der Schulter und einer Streckung im Ellbogen gekoppelt. Am Ende des Stockeinsatzes ist der Arm deutlich hinter die Hüftlinie, im Ellbogen weitgehend gestreckt und die Hände sind geöffnet.

  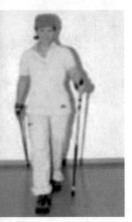

- Die **Fuß-Spurbreite** ist deutlich schmäler als beim Gehen im Alltag. Auch die „**Stock-Spurbreite**" ist schmal. Die Arme werden eng am Körper geführt, um die Belastungen im Ellbogengelenk gering zu halten.

- Der **Bewegungsaufbau** geht vom Rumpf über die Beine zu den Armen. Der Schritt wird durch ein „Nach-vorne-Streben" des Rumpfes eingeleitet. Die Beine folgen dieser „Zielsehnsucht" des Rumpfes. Dabei überholen die Beine den Rumpf, die Arme müssen sich der Rhythmusvorgabe durch die Beine unterordnen. Die Körperhaltung ist nach vorne orientiert, der Oberkörper nach vorne geneigt. Beachten Sie, dass der Kopf nicht nach vorne geschoben und nicht nach oben überstreckt wird. Achten Sie besonders darauf, dass die Schultern nicht hoch und nicht nach vorne gezogen werden, um Verspannungen zu vermeiden.

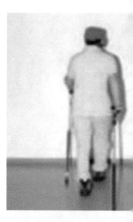

- **Der Schritt bergauf:** Beim Gehen auf Steigungen wird der Schritt verkürzt und der Körper etwas mehr nach vorne geneigt als auf ebenem Terrain. Die Armzüge sind kräftiger, deren Schwungwege jedoch, angepasst an die Schrittlänge, entsprechend kürzer. Der Einsatz der Stöcke hilft Ihnen beim Bergaufgehen, im Vergleich zum Walken längere Schritte zu machen. Die Gesäß-, Oberschenkel-, Waden- und Armmuskulatur wird beim Bergaufgehen stark in Anspruch genommen.

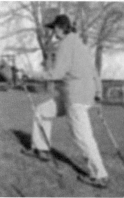

- **Der Schritt bergab:** Auch beim Bergabgehen werden die Schritte kürzer gesetzt. Der Körperschwerpunkt wird tief und nach hinten versetzt gehalten, damit können die Beine beim vorderen Bodenkontakt bei gebeugtem Knie aufgesetzt werden. Dadurch können Sie das Landegewicht weich abfedern. Das kostet allerdings Kraft und beansprucht Ihre Oberschenkelmuskulatur stark.

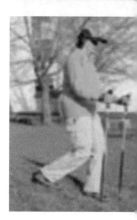

Laufen – der Klassiker

Bei den ersten Olympischen Spielen der Antike im Jahre 776 v. Chr. stand nur ein Bewerb auf dem – ausschließlich Männern vorbehaltenen – Programm, und das war ein Kurzstreckenlauf. Mit der Zeit wurde das Laufprogramm sukzessive erweitert, seit den ersten Spielen der Neuzeit im Jahr 1896 auch durch den Marathonlauf. Heute laufen Männer und Frauen, um bei Wettkämpfen ihre Leistungsfähigkeit zu überprüfen, die Fitness zu verbessern und die Gesundheit zu fördern, um auf schönen Laufstrecken die Welt für sich neu zu erobern oder einfach aus Freude an der Bewegung und als Ausgleich zum Stress des Alltags.

Körperliche Anforderungen – welche Fähigkeiten Sie brauchen

Beim Laufen lasten Körpergewicht und zusätzlich auftretende Brems- und Beschleunigungskräfte bei der Landung und beim Abdruck auf einem Bein. In der Flugphase sind beide Beine ohne Bodenkontakt. Damit Sie die auftretenden Kräfte bis zum Drei- und Vierfachen des Körpergewichts tolerieren können, brauchen Sie eine gute mechanische Belastbarkeit der Knochen, Sehnen, Gelenke und Muskeln. Daneben brauchen Sie aber auch ausreichend kräftige Beinmuskeln, um die Bremskräfte bei der Landung und die Beschleunigung beim Abdruck aufzubringen. Eine kräftige Gesäß-, Bauch- und Rückenmuskulatur stabilisiert das Becken und den Rumpf. Als Sporteinsteiger im fortgeschrittenen Alter sollten Sie mit Walking, Nordic Walking und Skiwandern die mechanische Belastbarkeit erhöhen und die genannten Muskeln kräftigen, bevor Sie mit einem regelmäßigen Laufprogramm starten.

Effekt – was bewirkt Laufen

Etwa 70 Prozent Ihrer Muskeln sind beim Laufen im Einsatz. Die Waden-, Oberschenkel- und Gesäßmuskulatur wird gekräftigt, Lunge und Herz-Kreislaufsystem gestärkt. Damit ist Laufen ein hervorragendes Ausdauertraining. Laufen zehrt auch an den Energiereserven. Bei niedriger Intensität um die 60 Prozent der maximalen Herzfrequenz wird mehr als die Hälfte der Energie für den Muskelstoffwechsel von den Fetten geliefert. Der Energieverbrauch liegt je nach Intensität zwischen 500 und im Extremfall 1.500 Kilokalorien pro Stunde.

Laufen ist nicht gleich Laufen – eine kleine Laufstil-Kunde

- **Vorfuß- oder Ballenlauf:** „Vorfußläufer" findet man vor allem unter Kurzstreckenläufern. Der Fußaufsatz erfolgt im vorderen Drittel der Laufsohle. Beim Vorfußlaufen wird die gesamte Fußmuskulatur, einschließlich der Waden- und Schienbeinmuskulatur sowie der Achillessehne, stark beansprucht. Für längere Strecken ist dieser Laufstil nicht geeignet, da sich leicht vorzeitige Ermüdung sowie Muskelverhärtungen und –krämpfe einstellen.
- **Mittelfußlauf:** Dabei wird der Fuß im mittleren Drittel der Laufsohle aufgesetzt. Wie beim Vorfußlauf wird der Fuß relativ dicht unter dem Körperschwerpunkt aufgesetzt, wobei das Knie deutlich gebeugt ist. Damit ist die „Bremswirkung" geringer als beim Rückfußlauf.
- **Rückfuß- oder Fersenlauf:** Dies ist der Laufstil der Langstreckenläufer und der fitnessorientierten Läufer. Der Fuß wird im

hinteren Drittel der Laufsohle aufgesetzt. Der Abrollweg geht vom Aufsetzpunkt auf der Außenkante der Ferse über auf die ganze Ferse, weiter an den Außenrand in der Fußmitte und abschließend in einer schrägen Linie quer durch den Vorfuß zum Großzehenballen. Von da wirkt die größte Abstoßkraft. Wenn der Fuß zu weit vor dem Körperschwerpunkt aufgesetzt wird und dabei noch das Knie gestreckt ist, entsteht eine starke Bremswirkung. Die Abrollbewegung wird dadurch stark erschwert. Das kann zu einer starken Belastung im Stütz- und Bewegungsapparat führen.

- Laufen mit flachem, aktivem Fußaufsatz auf Ferse und Mittelfuß unter dem Körperschwerpunkt ist der beste Kompromiss für Fitness- und Langstreckenläufer. Gönnen Sie sich für den Beginn ein Techniktraining. Absolvieren Sie die ersten Laufeinheiten auf flachen Strecken. So vermeiden Sie Überforderungen.

Ausrüstung – damit läuft sich's gut

Laufen können Sie nahezu überall und der Aufwand für Ausrüstung ist nicht groß. Neben einer funktionellen Laufbekleidung brauchen Sie nur die richtigen Laufschuhe.

- **Der richtige Laufschuh**

  Es geht darum, aus der breiten Palette der am Markt angebotenen Laufschuhe den für Sie passenden zu finden.

  Das muss ein optimaler Laufschuh können: Dämpfen, Stützen und Führen.

  Führung: Der Laufschuh übernimmt vom ersten Bodenkontakt an die Führung des Fußes. Damit steuert er die ganze Abrollbewegung mit. Eine gute Fußführung ist eine unabdingbare Voraussetzung für eine korrekte Abrollbewegung und für einen dosierten Abstoß.

  Stützung: Während der Fuß mit dem Boden Kontakt hat, muss er gegen seitliches Abknicken gestützt werden. Läufer unterscheiden sich wesentlich nach der Art und Weise, wie sie ihren Fuß aufsetzen. Bei normaler Pronation knickt der Fuß leicht nach innen; bei einer Überpronation knickt er zu stark nach innen und das ist mit einer deutlichen Überdehnung der Bänder an der Innenseite des Knöchels verbunden, was auch zu einer Überbelastung der Achillessehne führt; bei einer Supination knickt der Fuß nach außen. Überpronation und Supination können mit dem richtigen Laufschuh bis zu einem gewissen Grad ausgeglichen werden. Dafür ist allerdings eine fachkundige Beratung bei der Auswahl Ihres Laufschuhs erforderlich, zu der auch eine Analyse Ihres Fußaufsatzes gehört.

Dämpfung: In der Landephase muss der Laufschuh durch Dämpfungssysteme und –materialien in der Schuhsohle die Stoßbelastung verringern. Das heißt aber nicht, dass der „weichste" Laufschuh auch der beste ist! Zu weiche Sohlen machen die Schuhe instabil. Welches Maß an Dämpfung Sie brauchen, hängt stark von Ihrem Gewicht und Ihrer Laufgeschwindigkeit ab.

○ **Tipps für den Schuhkauf:**
Nehmen Sie eine kompetente Beratung in einem Sportfachgeschäft in Anspruch. Ein Testlauf gehört dazu.
Lassen Sie sich beim Schuhkauf Zeit.
Nehmen Sie Ihren zuletzt getragenen Laufschuh mit. Die Art der Abnützung verrät viel über Ihren Laufstil und hilft dem Fachpersonal bei der Auswahl der für Sie optimalen neuen Schuhe.
Achten Sie darauf, dass Ihr Fuß durch die Alltagsbelastung nicht zu sehr angeschwollen ist, zum Beispiel durch langes Sitzen oder Hitze. Generell sind die Füße am späten Nachmittag eher geschwollen. Tragen Sie bei der Anprobe möglichst auch Ihre gewohnten Laufsocken.

Technik – damit Sie so richtig „abheben"

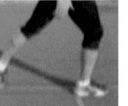

○ **Achsengerechte Fußstellung:** Der Fuß wird so geführt, dass der innere Fersenrand und der innere Fußballenrand auf einer gedachten Linie in Laufrichtung liegen. Bei einer derartigen Stellung ist der Fuß leicht nach außen gedreht. Die Abrollbewegung beim Mittelfuß- und beim Rückfußlauf führt dann genau in Laufrichtung zur Großzehe.

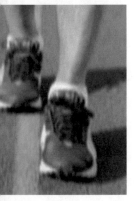

○ **Schmale „Laufspur":** Die Spurbreite nimmt mit der Laufgeschwindigkeit ab. Beim langsamen Lauftraining wird der Fuß seitlich entlang einer gedachten „Spurlinie" am Boden aufgesetzt. Bei höherem Lauftempo wird der Fuß mittig auf der „Spurlinie" aufgesetzt. Setzen Sie die Schritte wirklich exakt hintereinander. Dadurch erreichen Sie einen hohen Grad an Bewegungsökonomie.

○ **Geschwindigkeitsabhängige Schrittlänge und Fußaufsatz:** Bei sehr langsamem Tempo ist die Schrittlänge sehr kurz und Sie können den „Rückfußlauf" sehr bewusst ausführen. Wenn Sie das Tempo leicht steigern, vergrößern Sie die Schrittlänge und gehen bewusst auf „Mittelfußlauf" mit einem weichen, flachen und nach hinten gezogenen Fußaufsatz auf der Ferse und am Mittelfuß über. Erspüren Sie die Unterschiede durch konzentrierte Körperwahrnehmung. Für kurze Strecken über 30 bis 60

Meter können Sie das Tempo weiter steigern und zum „Vorfuß-lauf" übergehen.

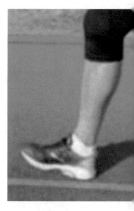

- **Landung bei gebeugtem Knie:** Damit wird ein in den Boden Stemmen mit deutlicher Bremswirkung vermieden.

- **Abstoßstreckung:** Achten Sie darauf, dass der Abdruck Sie nach vorne bringt und nicht in die Höhe schiebt. Denken Sie sich eine Schnur, an der Ihr Kopf befestigt ist. Wie eine Marionette werden Sie nach vorne gezogen und Ihre Füße laufen am Boden mit.
Der Armschwung begleitet die Beinarbeit passiv und ausgleichend. Die Arme sind im Ellbogen ungefähr rechtwinkelig gebeugt.

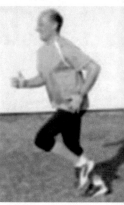

- **Atmen im individuellen Rhythmus:** Versuchen Sie zur Verbesserung Ihrer Körperwahrnehmung einige Schritte lang bewusst durch die Nase einzuatmen und bewusst lange und intensiv durch den Mund auszuatmen. Suchen Sie Ihren optimalen Atemrhythmus im Einklang mit dem Schrittrhythmus.

Rad fahren – der sanfte Weg zur Fitness

Rad fahren beansprucht Ihre Gelenke, Knochen, Sehnen und Muskeln nur sehr wenig, dennoch ist ein optimales Ausdauertraining möglich. In einem Sportprogramm für das fortgeschrittene Alter sollte Rad fahren daher nicht fehlen.

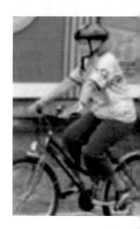

Wenn Sie sich an die Fahrräder Ihrer Kindheit zurück erinnern, werden Sie feststellen, dass die modernen Geräte hochtechnisierte und spezialisierte Fortbewegungsmittel geworden sind. Die aktuellsten Entwicklungen brachten Stoßdämpfersysteme an den Vorder- und Hinterrädern, Schaltsysteme mit bis zu 30 Gängen und Scheibenbremsen. Eine breitere Bereifung, kleinere und hochgestellte Rahmen führten die Fahrräder von den Straßen ins Gelände. Heute wird mit schmaler Bereifung auf „Road-Bikes" über die Straßen gefegt, mit „Fitness-Bikes" oder „Trekking-Bikes" fährt man auf wunderschönen Radwegen, „Touren-Bikes" mit breiterer Stollenbereifung führen auch abseits von Asphaltwegen durch die Natur, mit „Mountain-Bikes" können Sie schweres Gelände auf den vielen geöffneten, markierten und gesicherten Bikerrouten befahren.
In diesem Rahmen bleiben wir gedanklich bei den Fahrrädern für Asphaltwege. An einigen Stellen, wie bei der Radeinstellung und dem Radtraining, werden wir auch auf den „Radergometer" kommen.

Körperliche Anforderungen – welche Fähigkeiten Sie brauchen

Meist ruht der größte Teil Ihres Gewichts auf dem Sattel. Mit welcher Kraft Sie in die Pedale treten, bestimmten Sie selbst. Hier liegt der große Unterschied zum Gehen und Laufen, wo das Körpergewicht ausschließlich auf den Beinen lastet. Bei sehr geringer Kraft in den Beinen, zum Beispiel nach langer Krankheit oder nach Verletzungen, aber auch beim Einstieg nach langer Sportabstinenz, ist daher das Fahrrad oder der Radergometer das Sportgerät der Wahl. Damit können Sie Ausdauer entwickeln und Ihre Beinkraft steigern. Vor allem beim Training auf dem Radergometer brauchen Sie keine wesentlichen motorischen Leistungsvoraussetzungen.

Effekt – was bewirkt Radtraining

Beim Rad fahren sind zirka 50 Prozent Ihrer Muskeln im Einsatz. Die Beinmuskulatur ist gefordert von der Wade bis zum Gesäß. Bei langsamer Tretbewegung um die 60 Pedalumdrehungen pro Minute entwickeln Sie die Kraftfähigkeit dieser Muskulatur, die Energiedepots und die Sauerstoffversorgung verbessern sich, Rad fahren wird dabei zum Kraftausdauertraining. Wenn Sie die Tretfrequenz auf 80 bis 90 Umdrehungen erhöhen, den Pedaldruck entsprechend gering halten und auf Zeit setzen, ist Ihr Herzmuskel gefordert, Blut mit Sauerstoff und Energieträgern zu den Muskeln zu transportieren. Mit einem Puls von 60 bis 80 Prozent Ihrer maximalen Herzfrequenz und einer Dauer von 30 bis 60 Minuten absolvieren Sie jetzt ein effektives aerobes Ausdauertraining.

Achten Sie auf jeden Fall auf die Pedalumdrehungen! Viele fahren mit viel zu wenigen Umdrehungen pro Minute, weil sie glauben, dadurch schneller ans Ziel zu kommen. Effizient ist das aber nicht. Das gilt auch für das Radergometer. Vor allem hier können Sie auch noch kurze Phasen von einigen Sekunden (zirka acht) mit sehr schnellen Pedalumdrehungen einbauen um aktive, schnelle Muskelfasern im motorischen Programm zu haben.

Der Kalorienverbrauch beim Rad fahren liegt zwischen 170 und 900 Kilokalorien pro Stunde.

Rad fahren – auch eine Frage der Haltung

Viele Radfahrer, und hier vor allem die Älteren unter uns, möchten nicht nur schnell durch die Welt brausen. Viele wollen genießen, die Natur bestaunen und etwas für Ihre Gesundheit und Fitness tun. Wählen Sie Ihre Fahrhaltung je nach Ihrer individuellen Zielsetzung.

- **Gesundheitsorientierte Fahrhaltung:** Wollen Sie bei möglichst entspannter Rücken-, Schulter- und Armmuskulatur fahren, dann sollten Sie aufrecht sitzen. Dafür muss der Lenkergriff höher gestellt werden, da die Sattelhöhe ja durch Ihre Beinlänge vorgegeben ist. Der Lenkergriff sollte 10 bis 20 Zentimeter über der korrekten Sattelhöhe positioniert sein. Dann sitzen Sie fast aufrecht auf dem Rad, die Arme zeigen leicht nach unten und auf den Handgelenken liegt keine große Last. Vor allem Sporteinsteigern in fortgeschrittenem Alter ist diese Position zu empfehlen.

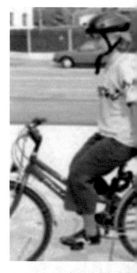

- **Fitnessorientierte Fahrhaltung:** Geht es Ihnen um ein Fitnesstraining am Rad, bei dem Sie Ausdauer und Kraft verbessern wollen oder möchten Sie einfach etwas flotter unterwegs sein – dann sollten Sie im Hüftgelenk gebeugter und mit zirka 45° nach vorne geneigtem Oberkörper fahren. Bei einem für Sie richtig eingestellten Sattel sollte der Lenkergriff bis zu zehn Zentimeter über der Sattelhöhe positioniert sein. Bei dieser Fahrhaltung sitzen Sie entspannt am Rad, können wegen des relativ kleinen Hüftwinkels aber dennoch kräftig in die Pedale treten.

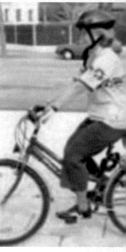

- **Leistungsorientierte Fahrhaltung:** Sie wollen möglichst viel Kraft auf die Pedale bringen? Dann sollte das Hüftgelenk stark gebeugt sein, um den Gesäßmuskel kräftig mitarbeiten zu lassen; der Oberkörper sollte ebenfalls tief gebeugt sein, um den Luftwiderstand gering zu halten. Bei für Sie richtig eingestelltem Sattel soll der Lenkergriff bis zu zehn Zentimeter unter der Sattelhöhe positioniert sein. Die Arme sind entweder weit nach vorne gestreckt oder greifen tief zum Lenker. Bei gut trainierter Rücken-, Schulter-, und Rumpfmuskulatur lassen sich so hunderte Kilometer herunterspulen, aber diese Distanzen und auch diese Fahrhaltung sind nicht jedermanns Sache.

Die richtige Einstellung

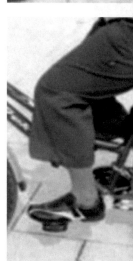

- **Für die Sattelhöhe gilt generell:** In der untersten Pedalstellung ist das Bein völlig durchgestreckt. Wichtig ist auch die Lenkerdistanz. Damit ist der Abstand des Lenkergriffes vom Sattel gemeint. Lassen Sie die passende Lenkerhöhe und die Lenkerdistanz bereits im Fachgeschäft beim Kauf einstellen beziehungsweise bei diversen Reparaturen und Wartungsarbeiten nachjustieren. Das gilt auch für die Einstellung der Sattelhöhe (davon hängt die Belastung für das Kniegelenk ab) und der Sattelneigung, die im Grunde genommen Null sein soll, denn der Sattel bleibt am besten waagrecht.
- **Die richtige Fußstellung am Pedal** wird oft vernachlässigt. Darauf sollten Sie besonders achten, wenn Sie keine „Klick-Pedale"

am Rad montiert haben, die ihre Füße fixieren, oder wenn kein Pedalkorb den Fuß in der richtigen Position hält. Der Fußballen liegt am Pedal auf, die Füße stehen gerade zur Fahrtrichtung. Dafür gibt es zwei wesentliche Gründe. Erstens ist über den Fußballen die effektivste Kraftentwicklung möglich. Zweitens werden Sie wahrscheinlich unnötige Schmerzen bekommen, wenn Sie mit dem Fußgewölbe auf dem Pedal stehen.

Schneeschuhgehen – der neue Wintertrend

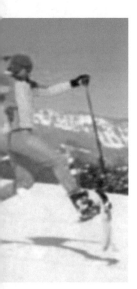

Ein tausende Jahre altes Fortbewegungsmittel im Schnee erlebt ein Comeback. Seit jeher haben Indianer Eschenholz über dem Feuer gebogen und mit Bast in eine längliche Form gebunden, um auch im Winter auf die Jagd gehen zu können. Solche Schneeschuhe eignen sich aber auch hervorragend für sportliche Zwecke. Wer winterliche Gipfel nicht mit Ski erklimmen möchte, weil er für eine Abfahrt im freien Gelände nicht versiert genug ist, für den sind Schneeschuhe eine ideale Alternative. Ganz abgesehen davon erschließen sich mit Schneeschuhen auch nichtalpine winterliche Landschaften, die ansonsten nur recht schwer zugänglich wären.

Körperliche Anforderungen – welche Fähigkeiten Sie brauchen

Hier liegt ein großer Vorteil des Schneeschuhgehens: Damit können Sie auch als völlig Untrainierter ohne viel Ausdauer und Kraft die winterliche Natur genießen. Auch Ihre koordinativen Fähigkeiten müssen noch nicht gut trainiert sein. Von Vorteil ist es, wenn Sie über eine gewisse Wettereinschätzung, etwas Schneekunde und Orientierungsfähigkeit in der freien Natur verfügen. Haben Sie noch keine derartigen Erfahrungen, beginnen Sie mit kleinen Wanderungen in bekannten Gebieten.

Effekt – was bewirkt Schneeschuhgehen

Ihre Ausdauer wird verbessert, wenn Sie sich während der Wanderung im Sauerstoffgleichgewicht zwischen 60 und 80 Prozent ihrer maximalen Herzfrequenz bewegen. Die Kraft wird gelenkschonend aber optimal entwickelt, weil der Schneewiderstand Ihre Beinmuskulatur erheblich fordert. Ihre Armmuskulatur muss außerdem den Stockschub bewältigen. Die Diagonalbewegung der Arme und Beine bedingt eine Mitarbeit der Rückenmuskulatur, kräftigt somit den Rücken und löst Verspannungen. Da die Natur stets neue Bewegungsherausforderungen bietet, werden auch die koordinativen Fähigkeiten geschult. Erwähnenswert ist auch der hohe Energieverbrauch, der sich aus dem Schneewiderstand und dem hohen Anteil der beteiligten Muskulatur ergibt. Je nach Steigung, Tempo und Körpergewicht verbrauchen Sie zwischen 375 und 800 Kilokalorien pro Stunde.

Ausrüstung – damit Sie den Schnee genießen können

Sie brauchen Schneeschuhe, spezielle Schuhe, Stöcke sowie die passende Kleidung. Weiters empfehlenswert sind ein Rucksack, Thermobehälter für warme Getränke und im extremen Gelände Utensilien zu Ihrer Sicherheit.

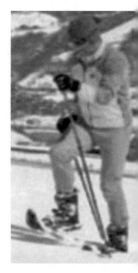

- **Schneeschuhe:** Derzeit werden drei Typen – Originals, Classics und Moderns – angeboten und das in jeweils drei Größen, die dem Körpergewicht angepasst werden. Der Schneeschuh der Indianer und Trapper, „**Original**", besteht heute noch aus einem Holzrahmen und ist eher den Traditionsbewussten zu empfehlen. Die „**Classics**" bestehen aus einem Aluminiumrahmen, einer Kunststoffbespannung mit einer seitlich hoch gezogenen Bindungssohle für den Schuh und zumeist einer Ratschenbindung, welche die Schuhe gut fixiert. Unter der Bindungsspitze und meist auch unter der Ferse befinden sich Harschkrallen, die bei festem Schnee bergauf und bergab einen guten Halt bieten. Der fitnessorientierte Schneeschuhwanderer im leichten und mittleren Gelände ist mit den Classics gut beraten. Speziell für schweres Gelände und den Alpineinsatz konstruiert sind die „**Moderns**". Sie sind meist aus Kunststoff gefertigt, mit gut fixierender Bindung und tief greifenden Harschkrallen ausgestattet.

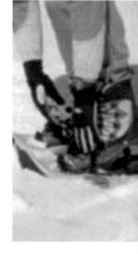

- **Der Schuh für den Schneeschuh:** Für Einsteiger sind feste und wasserdichte, über den Knöchel reichende Winterwanderschuhe ausreichend. Fortgeschrittene wählen die speziell für Schneeschuhe gebauten Winterstiefel, die hervorragend gegen Kälte und Nässe schützen und an der Seite verstärkt sind. Ein dünner und darüber ein dicker Socken schützen vor Kälte und Wundscheuern. Auch das vorbeugende Eincremen mit Hirschtalg wirkt Wunder.

- **Stöcke:** Bergauf wird damit geschoben, in der Ebene marschiert man mit ihnen wie beim Nordic Walking und bergab helfen sie das Gleichgewicht zu halten. Weil die Stöcke so unterschiedlich eingesetzt werden, empfehlen sich Teleskop-Stöcke mit zwei, besser mit drei Teilen. Zur Längeneinstellung dient die Faustformel: Der Unterarm soll leicht nach oben zeigend vor dem Körper eingesetzt werden, wenn der Stockteller auf der Höhe der gegenüberliegenden Ferse eingesetzt wird. Die Teleskoprohre

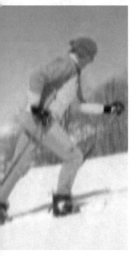

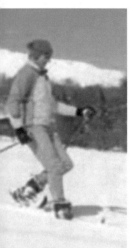

müssen sich gut fixieren lassen. Der Stockgriff mit der Schlaufe ist wie beim Langlaufstock so konstruiert, dass hinter dem Körper die Hand geöffnet werden kann ohne die Stockkontrolle zu verlieren. Anders als beim Langlauf- oder Alpinstock ist der Teller am Stock hier sehr groß.

○ **Kleidung:** Wie bei allen Wintersportarten sind Sie beim Schneeschuhgehen am besten nach dem Schichtprinzip gekleidet. Mehrere dünne Schichten von funktioneller Unter- und Oberwäsche schützen vor Kälte, Wind und Nässe und lassen den Schweiß optimal nach außen verdampfen. Handschuhe schützen vor Kälte und gegen Wundscheuern. Für einen längeren Abstieg nehmen Sie frische Unterbekleidung mit. Der Rucksack ist Teil der Bekleidung und sollte funktionell sein, um ein Schwitzen zuzulassen. In diesem sollte sich in jedem Fall eine Thermoskanne mit einem warmen Getränk befinden, weil man bei Kälte viel Flüssigkeit verbraucht. Beachten Sie, dass viel Wärme über den Kopf, aber auch über die Augen abgegeben wird. Aus diesem Grund und auch wegen der Sonne sind Kopfbedeckung und Brillen ein absolutes Muss.

Technik – gut zu wissen

In der Ebene und im leichten Anstieg gehen Sie wie beim Nordic Walking und beim Skiwandern im Diagonalschritt. Der Stock wird vorne so eingesetzt, dass der Arm im Ellbogen leicht gebeugt ist, und der Stock seitlich neben den Füßen in der Mitte zwischen Ferse und Fußspitze gesetzt wird. Im Aufstieg wird die Schrittlänge deutlich kürzer, der Diagonalrhythmus bleibt bestehen, jedoch werden die Stöcke nur mehr vor dem Körper eingesetzt. Bei Querungen im weichen Schnee versucht man, die Schneeschuhe seitlich einzukanten. Im harten Schnee werden die Schneeschuhe plan aufgesetzt, damit die seitlichen Harschkrallen greifen. Querungen auf vereisten Pisten oder in sehr steilem Gelände werden durch Seitstellschritte bewerkstelligt, wobei die Schneeschuhspitzen nach oben zeigen. Beim Abstieg geht man in leichter Rückenlage und mit leicht angewinkelten Knien. Wenn Sie schon versiert sind, können Sie auch mit kleinen Gleit- oder Laufschritten absteigen. Beim Schneeschuhgehen legen Sie Ihre Route selbst fest, was man „spuren" nennt. Die Aufstiegsspur soll mit möglichst gleich bleibender Steigung angelegt werden. Im welligen Gelände erreichen Sie dies durch leichte Serpentinen. Ist man in Gruppen unterwegs, spurt der Routiniertere oder der Konditionsstärkere.

Skiwandern – Winterfitness für Sporteinsteiger

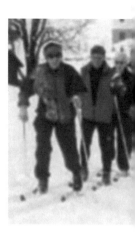

Das winterliche Pendant zum sommerlichen Nordic Walking ist das Skiwandern, und das heißt gehen auf zwei Skiern in der Loipe. Von der Trainingswirkung ist es dem Nordic Walking gleichzusetzen, dazu kommt aber der Vorteil des Gleitens. Beim Diagonalwanderschritt gleiten Sie mit geringen Anforderungen stets auf beiden Skiern. Hier liegt der Unterschied zum Skilanglaufen, wo Sie beim Diagonallanglaufschritt auf einem Ski gleiten. Haben Sie das Gleichgewicht dafür und die für den Abdruck notwendige Kraft nicht, ist Skiwandern genau das Richtige für Sie.

Der Winter bietet mit „Back-Country-Skiing" aber auch abseits der Loipen eine weitere Möglichkeit, Fitness zu tanken und die Natur zu genießen. Dafür wurden eigens Skier konstruiert, die deutlich kürzer sind als die traditionellen Wanderski. Sie sind hinten und vorne breiter, um nicht im Schnee zu versinken und auch kürzer als Wanderski. Diese „Skigleiter" funktionieren jedoch auch in der Loipe sehr gut.

Körperliche Anforderungen – welche Fähigkeiten Sie brauchen

Skiwandern ist im Winter eine ideale Sportart für „Noch-nicht-so-Trainierte". Besonders geeignet ist es auch für ältere Sporteinsteiger, da das Gleiten auf den Skiern nur geringe Stoß- und Druckbelastungen auf die Gelenke mit sich bringt. Sie brauchen noch keine gute Ausdauer, Kraft und Beweglichkeit, weil Sie genau diese konditionellen Fähigkeiten beim Skiwandern entwickeln. Ein gewisser Sinn für Gleichgewicht und Rhythmus ist jedoch sehr hilfreich.

Effekt – was bewirkt Skiwandern

Skiwandern ist eine der effektivsten Ausdauertrainingsformen für Sporteinsteiger. Die Gelenke werden nicht überstrapaziert und die Muskulatur nicht überfordert. Wenn Sie es richtig anlegen, läuft das Herz-Kreislaufsystem über mehrere Stunden im optimalen Gesundheitsbereich von 60 bis 80 Prozent der maximalen Herzfrequenz. Wenn Sie die Intensität im unteren Trainingsbereich von 60 bis 70 Prozent der maximalen Herzfrequenz halten, wird neben dem Herz auch der Fettstoffwechsel in der Muskulatur bestens angekurbelt. Der Muskelbrennstoff kommt aus den Fettdepots von „Bauch, Bein, Po". „Problemzonen" wird der Kampf angesagt.

Skiwandern ist auch ein hervorragendes Krafttraining. Um beim Skiwandern vorwärts zu kommen, aber auch um das Gleichgewicht zu halten, setzen Sie bis zu 90 Prozent Ihrer Muskeln ein. Wenn wie beim Skiwandern viele Muskeln zum Einsatz kommen, erreicht

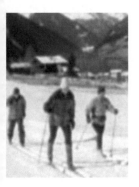

die Herzfrequenz auch bei Belastungen Spitzenwerte, die Sie als noch nicht sehr anstrengend empfinden. Es ist daher auch für Einsteiger empfehlenswert, Herzfrequenzmessgeräte zu verwenden, um Überforderungen entgegenzuwirken. Besonders für die Rückenmuskulatur ist die Diagonalbewegung des Skiwanderschrittes kräftigend und wohltuend. Unterschätzen Sie auch den Trainingseffekt für die koordinativen Fähigkeiten nicht, da in der Loipe stets neue Bewegungsanforderungen auf Sie warten. Der Energieverbrauch liegt beim Skiwandern je nach Geschwindigkeit zwischen 340 und 750 Kilokalorien pro Stunde.

Ausrüstung – Ski, Stock & Schuh'

Mit den passenden Wanderskiern für Ihre Körpergröße und vor allem Ihr Gewicht, mit Stöcken, Schuhen und einer funktionellen Wintersportkleidung sind Sie richtig ausgerüstet. Mit diesem Paket erstehen Sie eine der billigsten Wintersportausrüstungen. Ab zirka 150 Euro können Sie ein Skiwanderset erwerben, für die restliche Ausrüstung wie Schuhe und Bekleidung müssen Sie weitere 150 Euro einkalkulieren.

- **Wanderski:** Der Wanderski ist in drei Zonen geteilt. Hinten und vorne befindet sich eine sogenannte Gleitzone, in der Mitte unter der Bindung die Abstoßzone. In dieser Abstoßzone sorgen mechanische Steighilfen – zumeist sind es Schuppen – dafür, dass Sie beim Abdruck im Schnee Halt finden und vorwärts kommen. Die Länge des Wanderskis wird 10 bis 15 Zentimeter über Körpergröße gewählt. Wanderski sind breiter als Langlaufski. Die Spannung muss so auf Ihr Körpergewicht abgestimmt sein, dass die Abstoßzone beim Gleiten auf zwei Skiern keinen Schneekontakt hat (bei der Abfahrt zum Beispiel), beim Abstoßen auf einem Ski aber schon. Die richtige Spannung finden Sie mit dem „Papierstreifentest" heraus: Die Ski auf ebenem Boden stellen Sie sich in der Mitte mit beiden Beinen darauf. Ein Papierstreifen muss sich unter der Abstoßzone frei bewegen lassen. Nun verlagern Sie Ihr Gewicht auf ein Bein. Jetzt darf sich der Papierstreifen nicht mehr bewegen lassen.
- **Skiwanderstock:** Die Länge wird so gewählt, dass er im aufrechten Stand auf festem Boden bis genau unter Ihre Achsel reicht. Länger sollte der Stock nicht sein, denn dann würde es Ihnen schwer fallen, die richtige Technik zu erlernen.
- **Skiwanderschuhe:** Der Schuh reicht über die Knöchel, ist in der Sohle in Längsrichtung leicht zu biegen, lässt sich seitlich jedoch kaum verdrehen. Vorne im Schuh sollte ein Zentimeter Platz bleiben, um blaue Zehen zu verhindern. Hinten schützt ein ausge-

zeichneter Fersensitz vor Blasenbildung. Gute Skiwanderschuhe sind zweischalig aufgebaut und haben einen wasserfesten Außenmantel, der sich wie eine Gamasche um den Knöchel schließt.

- **Bekleidung:** Kleiden Sie sich wie bei allen Wintersportarten nach dem Zwiebelprinzip. Mehrere dünnere Schichten halten Sie wärmer als eine vergleichbare dicke. Eine Haube schützt den Kopf, eine Brille die Augen vor Sonne und Kälte. Spezielle Handschuhe sind ein Muss; nur sie ermöglichen, den Stock funktionell zu führen.

Technik – mit dem richtigen Schritt geht's besser

Folgende Techniken sollten Sie erlernen, um erfolgreich in gespurten Loipen oder abseits der Loipen auf Skiern zu wandern, am besten in gesichertem Übungsgelände und unter Anleitung:

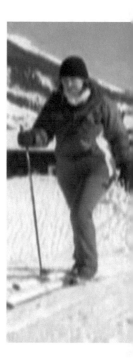

- Im **Skiwander-Diagonalschritt** bewältigen Sie Anstiege und flache Passagen. Ähnlich dem Nordic Walking werden die Stöcke wechselseitig zu den Beinen eingesetzt. Entscheidend ist – und hier liegt der häufigste Technikfehler –, die Stöcke vorne mit gebeugten Armen einzusetzen. Dabei wird der Stock auf Höhe des gegenüberliegenden Fußes eingestochen. Auf diese Weise kann die Stockschubphase aktiv bis nach hinten geführt werden. Der Stock soll die Muskelkraft in eine Vorwärtsbewegung übersetzen und nicht wie ein Gehstock vorne eingesetzt werden, um das Gleichgewicht zu sichern. Bei der Beinarbeit gilt wie bei der Armarbeit: Das Bein wird aktiv nach hinten gestreckt und nicht nach vorne geschoben. Der Oberkörper ist leicht nach vorne gebeugt.

- Leicht fallendes Gelände wird mit **Doppelstockschub** zurückgelegt. Zuerst wird die Hüfte gebeugt, sodass der Oberkörper fast waagrecht liegt, anschließend setzen die Arme den Doppelstockschub fort. In dieser Technik kann sich die Beinmuskulatur erholen, und die Bauch-, Rücken- und Armmuskulatur kommt verstärkt zum Einsatz.

- Im steilen Anstieg setzen Sie den **Grätenschritt** ein. Je steiler der Anstieg, desto mehr werden die Ski ausgestellt. Gehen Sie langsam bergauf, um sich nicht zu überfordern.

- Abfahrten werden in der Hocke absolviert. Wenn es zu schnell wird, bremsen Sie mit dem Pflug. Enge Kurven werden im Pflugbogen gefahren.

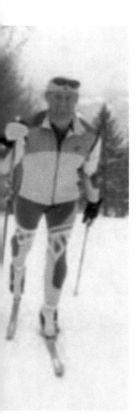

Skilanglauf – das Winterfitness-Training für Fortgeschrittene

Somit sind wir bei der winterlichen Fitness-Sportart für Fortgeschrittene angelangt. Mit ruhigem Diagonalschritt durch die Winterlandschaft gleiten, die Atmung dem Fluss der Bewegung anpassen, den Kopf vom Alltag frei machen und den Ausgleich zu Stress und Hektik finden – das ist eine Facette des Skilanglaufs. Mit schnellen Schritten im Diagonalschritt den Hügel hoch, den Herzschlag spüren und sich der eigenen Kraft bewusst werden; oben angelangt zwei, drei kräftige Doppelstockschübe und hinein in die Abfahrt mit einer tiefen Hocke; um die Kurve im Schlittschuhschritt und weiter im rhythmischen Diagonalschritt – das ist eine andere Facette. Dann ist da noch die Gesundheit: Im richtig dosierten Skilanglauf finden Sie eines der besten Medikamente gegen die sattsam bekannten Zivilisationskrankheiten und ihre Wegbereiter. Und das ganz ohne Nebenwirkungen.

Körperliche Anforderungen – welche Fähigkeiten Sie brauchen

Um im Diagonalschritt in klassischer Technik bestehen zu können, müssen Sie eine gehörige Portion Kraft in Beinen und Armen besitzen. Wer diese Kraft noch nicht hat, gleitet kurz oder gar nicht auf einem Ski. Bei der langen Gleitphase auf einem Ski ist auch ihr Gleichgewicht sehr gefordert. Für die Schlittschuhschritte in der freien Technik sind noch mehr Kraft und Gleichgewicht notwendig. Um in beiden Skilanglauftechniken über längere Distanzen zu kommen, ist wiederum Ausdauer gefragt.

Diese Fähigkeiten haben Sie vielleicht mit Nordic Walking, Rad fahren, Laufen oder auch mit regelmäßiger Skigymnastik im Herbst bereits trainiert. Wenn Sie noch nicht so weit sind, gönnen Sie sich einen sanften Einstieg mit Skiwandern. Bald werden Sie kräftig genug sein, um den Diagonalschritt mit freier Gleitphase zu lernen und im Gelände anzuwenden.

Effekt – was bewirkt Skilanglaufen

Herz und Kreislauf sollen beim richtig dosierten Skilanglaufen gefordert, aber nicht überfordert werden. Achten Sie in diesem Sinne auf die Herzfrequenz. Den optimalen Ausdauertrainingseffekt erzielen Sie zwischen 60 und 90 Prozent der maximalen Herzfrequenz. Bis zu 90 Prozent Ihrer Muskeln werden beim Skilanglauf schonend und dennoch effektiv gekräftigt. Dieses Krafttraining in der Loipe machen Sie angenehm müde, Erschöpfung darf aber nicht sein. Viele Gelenke werden beim Skilanglaufen optimal mobilisiert, aber nicht überbelastet. Die Diagonalbewegung die Wirbelgelenke mobilisiert und kräftigt die Rückenmuskulatur. Vor allem durch den diagonalen

Krafteinsatz bei der klassischen Technik werden verspannte Muskeln gelöst und so können Rückenschmerzen erfolgreich bekämpft werden. Beim Skilanglaufen können sie sehr viele Kalorien verbrauchen, zwischen 700 und 1.250 in der Stunde können es sein.

Ausrüstung – für jede Technik ein Ski
Der Langlaufsport präsentiert sich mit zwei Technikarten: der klassischen und der freien Technik. Für beide gibt es eigene Skier, Bindungen, Schuhe und Stöcke.

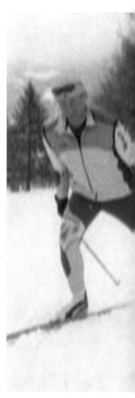

- **Der Langlaufski:** Beim Kauf müssen Sie folgende Kriterien beachten: Skityp, Skibreite, Skilänge und Skispannung. Lassen Sie sich im Fachgeschäft beraten und nehmen Sie sich auch genug Zeit, die Artikel für Sie passend auszuwählen.
  Klassische Technik: Wollen Sie im Diagonalschritt und Doppelstockschub in gespurten Loipen laufen, nehmen Sie den „Classic-Ski". Dabei können Sie zwischen einem Wachsski oder einem Ski mit Steighilfen wählen. Unser Tipp: Wenn es Ihnen nicht um Sekunden und Minuten geht und wenn Sie keine Wettkämpfe bestreiten wollen, nehmen Sie den Steighilfenski. Die neuen Modelle, zumeist sind es sogenannte Schuppenski, gleiten und steigen gut und Sie ersparen sich das zeitaufwendige Auftragen von Steigwachs. Der sportlich ambitionierte Skilangläufer entscheidet sich für den Wachsski und kauft sich ein Wachsset mit Steigwachsen. Neu am Markt sind die „Skigleiter", die es neben dem Wanderski auch als Langlaufski gibt. Sie sind deutlich kürzer als die traditionellen Ski und im Gegenzug vorne und hinten in den Gleitzonen sehr breit gebaut.
  Freie Technik: Wer sich für die freie Technik entscheidet, braucht einen „Skating-Ski". Dieser Skityp hat eine durchgehende Gleitzone.
  Breite: Die Skibreite hängt von Ihren sportlichen Ambitionen ab. Wenn Sie sportlich laufen wollen, sind die sehr schmalen Rennski das Modell der Wahl. Fitnessambitionierte entscheiden sich für den Sportski mit einer mittleren Breite. Genussläufer und Gesundheitssportler nehmen den breiteren Allroundski.
  Länge: Hier ist die Körpergröße das Hauptkriterium. Das Gewicht sollte in die Entscheidung jedoch einbezogen werden. Schwere Personen sollten einen eher längeren Ski wählen, leichte einen kürzeren. Skier für die klassische Technik sollten 10 bis 25 Zentimeter über der Körpergröße liegen, Skating-Ski Null bis 10 Zentimeter. „Skigleiter" werden kürzer genommen, von 20 Zentimeter unter bis zu Ihrer Körpergröße.
  Spannung: Schlussendlich zum wichtigsten Auswahlkriterium, das für die Funktionstüchtigkeit des Langlaufskis ausschlagge-

bend ist – die Skispannung. Nur wenn sie zum Läufer passt, ist das Wechselspiel zwischen Abstoßen und Gleiten möglich. Eine Möglichkeit, vor dem Kauf zu kontrollieren, ob die Skispannung zum Körpergewicht passt, ist die im Kapitel über das Skiwandern beschriebene Papierstreifentestmethode.

- **Der Langlaufstock:** Der Griff sollte leicht nach vorne gebogen sein. Die Griffschlaufen sollen die Hand weich und möglichst eng umschließen. Ein Klettverschluss erleichtert das exakte Einstellen, damit der Stock sicher geführt werden kann. Viele Langläufer verwenden zu lange Stöcke. Das macht es schwer, die richtige Technik zu erlernen. Stöcke für die klassische Technik reichen bis unter die Achsel, Skatingstöcke bis zum Kinn.

- **Der Langlaufschuh** und die dazu passende **Langlaufbindung**: Im Fachhandel werden drei Schuhtypen angeboten: Klassik-Schuhe müssen biegesteif und verwindungssteif sein. Der geringste Biegewiderstand muss unter dem Ballen sein, um beim Abrollen eine Überbeanspruchung der Zehengelenke zu verhindern. Zu harte Schuhe führen zu Blasen an den Zehen, zu steife setzen den dynamischen Abdruck nicht optimal auf den Ski um. Skating-Schuhe reichen weit über den Knöchel und stabilisieren das Sprunggelenk. Um Langläufer, die sowohl in der klassischen, als auch in der freien Technik laufen wollen, den Kauf von zwei Schuhpaaren zu ersparen, wurden Kombinationsmodelle konstruiert. Die Langlaufbindung ermöglicht ein Abrollen des Fußes bei guter Skikontrolle. Es gibt Bindungen für die klassische und die freie Technik.

- **Die Langlaufbekleidung:** Oberster Grundsatz ist das „Zwiebelprinzip". Mehrere dünne Schichten halten optimal warm, gewährleisten die notwendige Bewegungsfreiheit und lassen sich vor allem der langlaufspezifischen Belastungssituation anpassen, das heißt, man kann beim Bergauflaufen Kleidungsstücke abnehmen, um nicht zu viel zu schwitzen. Geht es über längere Strecken bergab, zieht man die Kleidungsstücke wieder über.

Technik – lohnt sich zu lernen

„Wer laufen kann, kann auch Skilanglaufen" – dieser oder ähnliche Slogans werben oftmals für den Skilanglauf. Wir können dem nicht beipflichten, denn Skilanglaufen hat wenig mit Laufen gemein. Vielmehr ist es bei der klassischen Technik im Diagonalschritt ein fein zu erfühlendes Wechselspiel zwischen Abdruck vom „stehenden" Ski und Gleiten auf dem „fahrenden" Ski. Bei der freien Technik ist es im Schlittschuhschritt grundlegend anders. Der Abdruck wird von der Kante des gleitenden Skis geführt. Diese Abdruckkraft droht den Läufer seitlich aus der Laufrichtung zu werfen. Richtiges

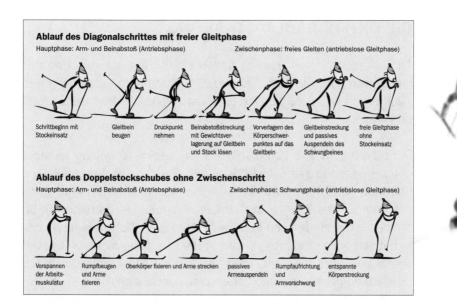

Ablauf des Diagonalschrittes mit freier Gleitphase

Hauptphase: Arm- und Beinabstoß (Antriebsphase)   Zwischenphase: freies Gleiten (antriebslose Gleitphase)

| Schrittbeginn mit Stockeinsatz | Gleitbein beugen | Druckpunkt nehmen | Beinabstoßstreckung mit Gewichtsverlagerung auf Gleitbein und Stock lösen | Vorverlagern des Körperschwerpunktes auf das Gleitbein | Gleitbeinstreckung und passives Auspendeln des Schwungbeines | freie Gleitphase ohne Stockeinsatz |

Ablauf des Doppelstockschubes ohne Zwischenschritt

Hauptphase: Arm- und Beinabstoß (Antriebsphase)   Zwischenphase: Schwungphase (antriebslose Gleitphase)

| Vorspannen der Arbeitsmuskulatur | Rumpfbeugen und Arme fixieren | Oberkörper fixieren und Arme strecken | passives Armeauspendeln | Rumpfaufrichtung und Armvorschwung | entspannte Körperstreckung |

Skilanglaufen will gelernt sein, soll ständig verbessert und als Krönung variabel im Gelände angewandt werden. Auch die weltbesten Skilangläufer beschäftigen sich ständig mit Techniktraining.

Die Phasen des Diagonalschrittes mit freier Gleitphase und des Doppelstockschubes

- **Die wichtigsten klassischen Schritt-Techniken:**

  Diagonalschritt mit freier Gleitphase: Dieser Schritt ist gekennzeichnet durch den Abdruck vom stehenden Ski, durch ein Gleiten auf dem sich vorwärts bewegenden Ski und durch die Kreuzkoordination des Arm-Bein-Einsatzes.

  Doppelstockschub ohne Zwischenschritt: Bei gestreckten Beinen schieben beide Arme an. Die Rumpfmuskulatur unterstützt den Armschub.

  Doppelstockschub mit Zwischenschritt: Ein Beinabdruck wird mit einem Doppelstockschub kombiniert.

  Abfahrtstechniken: Abfahrten werden entweder in der Spur oder außerhalb der Spur im Pflug oder mit Schwüngen bewältigt. Mit den kürzeren Skating-Ski können auch steile Abfahrten rasant bewältigt werden und viele Schwünge des alpinen Skilaufs sind anwendbar.

- **Die wichtigsten freien Schritt-Techniken:**

  Eintakt-Schlittschuhschritt: Zu jedem Beinabstoß erfolgt der Stockeinsatz. Dieser Schritt wird in der Ebene und im leicht ansteigenden Gelände angewandt.

  Zweitakt-Schlittschuhschritt: Auf jeden zweiten Beinabstoß erfolgt der Stockeinsatz. Es gibt den asymmetrischen Zweitaktschritt, der im ansteigenden bis sehr steilen Gelände gelaufen wird. Der symmetrische Zweitakter wird bei hoher Geschwindigkeit im Flachen und leicht bergab eingesetzt.

⦿⦿⦿ DIE DRITTE SÄULE – TRAINING

Auch für sportliches Training wollen wir Sie begeistern – und das hat seinen guten Grund: Gezieltes Training bringt einen weiteren, spürbaren und wichtigen Zugewinn an Wohlbefinden, Gesundheit und Fitness.

Der Schritt vom Sport zum sportlichen Training ist gekennzeichnet durch Regelmäßigkeit, Langfristigkeit, Systematik, Planmäßigkeit und eine klare Zielsetzung. Wenn Sie schon Sportler sind, dann machen Sie als Trainierender nichts Neues. Sie betreiben Ihren Sport nur mit einer – von Ihnen – festgelegten Zielvorstellung, systematisch und planmäßig. Entscheidend ist dabei nicht, ob Sie viel oder wenig, kurz oder lang, moderat oder intensiv trainieren, ob Sie an Wettkämpfen teilnehmen oder alles nur für sich machen, ob Sie bereits megafit sind oder noch Trainingseinsteiger – entscheidend ist die Planmäßigkeit und Systematik mit der Sie an die Sache herangehen.

Das macht sportliches Training aus – egal wie fit Sie sind
1. **Ist- und Soll-Zustand.** Der Ausgangspunkt ist Ihr Ist-Zustand, und dieser sollte am besten bei einer Trainings- und Leistungsdiagnostik bestimmt werden. Dazu kommen dann Ihre Ziele – der Soll-Zustand. Was wollen Sie erreichen? Im Bereich der Gesundheit vielleicht eine Senkung des Blutdrucks oder der Blutfettwerte? In ihrer Fitness mehr Ausdauer und Kraft? Im Leistungssport ein bestimmtes Ziel? Sie legen den Soll-Zustand fest. Das sportliche Training ist dazu da, den Abstand zwischen Soll- und Ist-Zustand zu verringern.
   ◉ Der Ist-Zustand bestimmt das für Sie geeignete Ausmaß an Belastungen. Risikofaktoren und Krankheiten müssen dabei berücksichtigt werden.

2. **Planmäßigkeit.** Planmäßig gehen Sie dann vor, wenn Trainingsinhalte mit Belastungsdosierung, Trainingsmethoden und Trainingsorganisation festgelegt werden – und Sie sich auch daran halten. Die Praxis zeigt immer wieder, dass mit Planmäßigkeit gesetzte Ziele auch erreicht werden.
   ◉ Trainingsbelastungen müssen mit einer bestimmten Intensität gesetzt werden, um wirksam zu sein. Zu wenig unterfordert, zu viel schädigt – beides bringt nichts.

3. Systematik. Ein systematisches Training ist ein auf ein Ziel ausgerichtetes, geordnetes, ineinander greifendes und zusammenpassendes Einwirken auf die Befindlichkeit, Belastbarkeit und Leistungsfähigkeit. Systematisches Tun ist genauso wie Planmäßigkeit die Basis für Ihren Erfolg – und Erfolg ist die beste Motivation.

- Besonders wenn es um längerfristige Ziele geht, ist eine gewisse Trainingshäufigkeit notwendig. Haben Sie etwas Geduld. Es kann schon einige Monate dauern, bis Sie schließlich Ihr Ziel erreichen.
- Achten Sie auf die Signale Ihres Körpers und lernen Sie Ihren Körper durch Hilfsmittel kennen, zum Beispiel Herzfrequenzuhren beim Ausdauertraining und Videoaufnahmen beim Koordinations- und Techniktraining.

Das bringt Motivation!
Information: „Know-why" und „Know-how" – Sie müssen wissen, worum es geht und wie es geht, dann geht es. Lesen Sie die folgenden Seiten mit Hintergrundwissen, Beispielen aus und Tipps für die Praxis unter diesem Gesichtspunkt.

Selbstbestimmung: Sie erarbeiten mit Experten die Richtlinien für Ihr sportliches Training. Aber letztlich entscheiden Sie, was Sie wann und wo trainieren wollen. Der häufig entscheidende Schritt vom Wollen zum Tun liegt im Leitsatz – „Ich will es".

Zielfestlegung: Legen Sie Ihre Ziele, die Sie erreichen wollen, klar und deutlich fest. Ein gutes Ziel ist
- attraktiv,
- herausfordernd,
- realistisch,
- überprüfbar.

Zielvisualisierung: Stellen Sie sich vor, wie es sein wird, wenn Sie Ihr Ziel erreicht haben. Wie werde ich mich fühlen, wenn meine Muskeln nicht mehr verspannt sind, wenn ich um fünf Kilogramm leichter bin, wenn ich meine Einkaufstaschen wieder selbst tragen kann, wenn ich die vier Stockwerke zu meiner Wohnung ohne Atemprobleme hochsteigen kann, wenn ich mit dem Rad zu meinem Lieblingsaussichtspunkt durchfahren kann?

Bausteine für Ihr Training

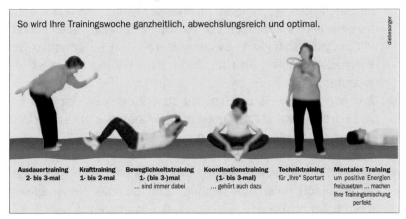

So wird Ihre Trainingswoche ganzheitlich, abwechslungsreich und optimal.

Ausdauertraining	Krafttraining	Beweglichkeitstraining	Koordinationstraining	Techniktraining	Mentales Training
2- bis 3-mal	1- bis 2-mal	1- (bis 3-)mal	(1- bis 3-mal)	für „Ihre" Sportart	um positive Energien freizusetzen ... machen Ihre Trainingsmischung perfekt
		... sind immer dabei	... gehört auch dazu		

Ausdauertraining

Unter „Ausdauer" wird die psychische und physische Widerstands-
fähigkeit gegen Ermüdung bei lang anhaltender körperlicher Belastung verstanden. Sie ist die Grundlage der Fitness. Die Ausdauerleistungsfähigkeit hängt vor allem von der Funktionsfähigkeit des
Herz-Kreislaufsystems, der Lunge, der Muskulatur, des Nerven-
und des Stoffwechselsystems ab. Aus biologischer Sicht werden
beim Ausdauertraining vor allem die Transportsysteme für Energie
und Sauerstoff gefordert, und zwar durch einen deutlich über die
Ruhebedingungen erhöhten Energieumsatz der Muskelzellen. Wohl
dosiertes „Fordern" durch Belastung bedeutet für den Organismus
ein „Fördern" seiner Funktionen und „Verstärken" der Organe und
Gewebe.

Die Ausdauertrainingsbereiche

Zur Planung und Umsetzung des Ausdauertrainings in der Praxis
empfehlen wir eine Gliederung in vier Trainingsbereiche (A-1 bis A-
4), die sich vor allem dadurch unterscheiden, aus welchen Quellen
der Organismus die benötigte Energie nimmt – und ob der vorhan-
dene Sauerstoff für die „Verbrennung" der Energiereserven reicht
oder nicht. Die Bereiche A-1 bis A-3 liegen im aeroben Bereich, das
heißt, dass die Energiebereitstellung für die Muskelarbeit durch
Sauerstoff abgedeckt ist. Hier sollen Fitness- und Gesundheitssportler trainieren. A-4 zeigt den anaeroben Energiestoffwechsel-
bereich an, die Energiebereitstellung erfolgt ohne Sauerstoff. Ein
systematisches Training in A-4 ist sehr intensiv und dem Leistungssport vorbehalten.

- **Trainingsbereich A-1:**
Bei Belastungen in diesem Trainingsbereich werden vorrangig freie Fettsäuren in der Muskulatur zur Energiebereitstellung herangezogen. Daher spricht man auch von einem „Fettstoffwechseltraining". Gleichzeitig erreicht man aber auch, dass das Herz-Kreislaufsystem ökonomischer arbeitet. Sauerstoff ist im Überschuss vorhanden. Die Atmung geht ruhig. Die Herzfrequenz liegt zwischen 60 und 70 Prozent der maximalen Herzfrequenz.
- **Trainingsbereich A-2:**
Mittlere Intensität im aeroben Bereich. Die Energie kommt jetzt zu einem großen Anteil aus Kohlenhydraten, der Fettstoffwechsel läuft jedoch noch auf Touren. In diesem Bereich wird trainiert, um die Leistungsfähigkeit des Herz-Kreislaufsystems zu stabilisieren. Die Atmung ist tief, die Atemfrequenz lässt sich noch steigern. Das Herz schlägt zwischen 70 und 80 Prozent der maximalen Herzfrequenz.
- **Trainingsbereich A-3:**
Sauerstofftransport und -verbrauch sind an der Grenze. Der gesamte verfügbare Sauerstoff wird für den Energiestoffwechsel gebraucht. In den Muskeln werden fast ausschließlich Kohlenhydrate verbrannt. Wir sprechen von einem „Kohlenhydratstoffwechseltraining". Die Atmung läuft auf höchsten Touren, das Herz schlägt im Bereich von 80 bis 90 Prozent der maximalen Herzfrequenz. Dieser Trainingsbereich ist trainierten Ausdauersportlern vorbehalten. Im fortgeschrittenen Alter ist ein Training in diesem Bereich nur bei ausreichender Belastbarkeit, entsprechender Zielsetzung im Leistungssport und grundsätzlich erst nach mehrmonatigem Aufbautraining in den Trainingsbereichen A-1 und A-2 zu empfehlen.
- **Trainingsbereich A-4:**
Die Sauerstoffzufuhr über das System Lunge-Herz-Blutkreislauf-Muskulatur reicht nicht aus, um den Bedarf in der belasteten Muskulatur zu decken („Sauerstoffdefizit"). Die Herzfrequenz geht gegen das Maximum. Älteren Menschen ist ein Training in diesem Bereich grundsätzlich nicht zu empfehlen.

Die Herzfrequenz – das Maß der Dinge im Ausdauertraining

Als Herzfrequenz wird die Anzahl der Herzschläge pro Minute bezeichnet. Sie spiegelt sich im Puls, also der vom Herzschlag verursachten Druckwelle in den Arterien. Ihren Puls können Sie innen am Unterarm knapp hinter dem Daumenballen ertasten. Heute stehen aber Messgeräte zur Verfügung, mit denen Sie viel schneller und einfacher herausfinden, wie Ihr Puls beziehungsweise Ihre Herzfrequenz aussieht. Mittels eines Brustgurtes wird die elektrische Aktivität des Herzens erfasst. Auf der Anzeige eines Armbandempfängers können Sie die aktuelle Herzfrequenz ablesen. Die Begriffe „Herzfrequenz" und „Puls" beschreiben ein und denselben Vorgang und sind gleichwertig. Indem Sie den Puls zählen oder elektronisch messen, entscheiden Sie, welcher Begriff gerade passend ist.

Für Planung, Durchführung und Kontrolle Ihres Ausdauertrainings brauchen Sie folgende Herzfrequenz-Kenngrößen.

- **Ruhe-Herzfrequenz oder Ruhepuls.** Wie oft das Herz bei völliger körperlicher Ruhe schlägt, wird als Ruhe-Herzfrequenz bezeichnet. Sie sollte morgens direkt nach dem Aufwachen und noch im Liegen gemessen werden. Koffein oder Nikotin heben den Ruhepuls um mehrere Schläge an. Auch Hitze erhöht den Puls. Bei Erwachsenen beträgt der Ruhepuls etwa 72 Schläge pro Minute. Ein niederer Ruhepuls lässt bei Gesunden auf eine gute Ausdauerleistungsfähigkeit und auf eine ökonomische Herzarbeit schließen. Trainierte Ausdauersportler haben Ruheherzfrequenzen von 50 und weniger. Gesundheitliche Störungen wie eine Grippe erhöhen den Ruhepuls. Wenn Sie eine deutliche Zunahme feststellen (ab etwa acht Schlägen pro Minute) reduzieren Sie besser Ihre Trainingsbelastung oder unterbrechen Sie das Training. Die Ruhe-Herzfrequenz wird sehr stark vom Ausdauertrainingszustand und nur wenig vom Lebensalter beeinflusst, bei gleich bleibendem Trainingszustand nimmt sie im Alter nur leicht ab.
- **Maximale Herzfrequenz oder Maximalpuls.** Wie oft das Herz bei Spitzenbelastungen schlagen kann, ist in hohem Maß abhängig vom Lebensalter, vom Geschlecht, von der Leistungsbereitschaft und von der muskulären Mobilisationsfähigkeit – aber wenig oder gar nicht vom Trainingszustand. Als grobe Richtlinie für die Berechnung des Maximalpulses gilt für Männer die Formel „Maximalpuls = 220 minus Lebensalter". Frauen neigen zu einer höheren Herzfrequenz, daher empfehlen wir für Frauen die Formel „Maximalpuls = 226 minus Lebensalter". Allerdings gibt es sehr große individuelle Schwankungen und die Formeln ermöglichen nur eine grobe Annäherung. Da die Maximale Herzfrequenz aber eine herausragende Bedeutung für die Berechnung der Trainings-Herzfrequenz und der Herzfrequenzreserve hat, empfehlen wir die Messung im Zuge einer Belastungsuntersuchung beim Arzt.

- **Trainings-Herzfrequenz oder Trainingspuls.** Die während eines Ausdauertrainings gesetzte Belastung können Sie mittels Messung der Herzfrequenz steuern und kontrollieren. Entweder Sie zählen ihren Trainingspuls am Handgelenk oder verwenden ein Messgerät.
- **Erholungs-Herzfrequenz oder Erholungspuls.** Wie schnell der Puls nach Ende einer Belastung absinkt, ist ein Maß für die Funktionsfähigkeit der Herz-Kreislaufregulation und damit für das Ausdauerniveau. Bei gut Ausdauertrainierten sinkt der Puls nach einer Maximalbelastung in der ersten Erholungsminute um durchschnittlich 35 Schläge/Minute. Nach drei Minuten Erholung sollte die Herzfrequenz unter 110 Schlägen/Minute liegen. Das Absinken der Herzfrequenz bis zum Erreichen des Ausgangswertes kann Stunden dauern.

Trainieren mit der Herzfrequenz
Die Trainings-Herzfrequenz ist sehr stark individuell geprägt. Sie ist kein Gradmesser der Leistungsfähigkeit, sondern so wie der Maximalpuls Ausdruck der Individualität. Es ist weder gut noch schlecht mit Puls 125 zu laufen, es ist nur richtig oder falsch dosiert. Der Trainingspuls sinkt mit Verbesserung des Leistungsniveaus leicht. Deutlich ändert sich die Leistung, die Sie bei gleicher Herzfrequenz erbringen können.

So berechnen Sie Ihre Trainingsherzfrequenz
Ein Beispiel: Ein 40-jähriger untrainierter Mann möchte mit einem Lauf-Ausdauertraining beginnen. Sein Ruhepuls liegt bei 85, sein Maximalpuls bei 180. Als „Einsteiger" sollte er im Trainingsbereich A-1 beginnen, also mit einer Intensität von 60 bis 70 Prozent der maximalen Herzfrequenz. Seinen Trainingspuls berechnet er folgendermaßen:

Puls-Formel
zur Berechnung der Trainingsherzfrequenz

$$TP = RP + (MP - RP) \times TI$$

TP = Trainingspuls
RP = Ruhepuls
MP = Maximalpuls
TI = Trainingsintensität

- TP 60 % = 85 + (180 – 85) x 0,6 = 142
- TP 70 % = 85 + (180 – 85) x 0,7 = 152

Der Trainingspuls liegt also bei etwa 140 bis 155 Schlägen in der Minute. Damit läuft unser Sportler in der Ebene zirka acht Kilometer pro Stunde. Nach einem Jahr regelmäßigem und richtig dosiertem Ausdauertraining hat sich der Ruhepuls auf 75 gesenkt, das Lauftempo hat sich im Trainingsbereich A-1 von acht auf zwölf Kilometer pro Stunde erhöht.

Ausdauer-Trainingsmethoden
Es gibt verschiedene Möglichkeiten, wie Sie Ihr Training „planmäßig" gestalten können.

Im Fitness-Training sind folgende Methoden am gebräuchlichsten.

- **Dauermethode**. Die Belastung erfolgt kontinuierlich und konstant, also in gleichbleibender Stärke und ohne Pausen, in einem Trainingsbereich, z.B. in A1. Eignet sich vor allem zur Anpassung des Stoffwechsels.
- **Wechselmethode**. Die Belastung erfolgt kontinuierlich, aber nicht konstant. Es gibt keine Pausen, aber die Trainingsbereiche wechseln, z.B. A 1 und A2. Eignet sich vor allem zur Anpassung des Herz-Kreislaufsystems.
- **Fahrtspielmethode**. Die Belastung erfolgt kontinuierlich, aber mit ungeplanten Wechseln der Belastungsintensität. Meist liegt das an wechselnden äußeren Bedingungen (Gelände, Wind usw.) an taktischen Manövern (Partner, Gegner usw.) und an den psychischen Bedingungen (Lust, Laune usw.). Eignet sich vor allem zur Anpassung des Herz-Kreislaufsystems.
- **Intervallmethode**. Die Trainingsbelastung wird mit Unterbrechungen gesetzt. Intervallbelastungen in jeweils dem gleichen Trainingsbereich wechseln mit Erholungspausen in vorgegebenen Zyklen ab. Eignet sich vor allem zur Stärkung der anaeroben Ausdauer und zur Gewöhnung an die Belastungen für Einsteiger.

Ausdauer-Trainingsformen – so trainieren Sie Ihre Ausdauer

Eigentlich ist es ganz einfach: Kombinieren Sie die Trainingsbereiche mit den -methoden und schon haben Sie Ihr Ausdauertraining in den Grundzügen geplant. Bestimmen Sie nun noch Ihre Trainingsherzfrequenz, wählen Sie Ihre Sportart aus – und schon geht's los. Ein Training nach der Dauermethode im Trainingsbereich A-1 wird dann kurz „Dauertraining in A-1" genannt. Die Kombinationsmöglichkeiten von Methoden und Bereichen sind nahezu unerschöpflich. Hier eine Auswahl.

- **Dauertraining in A-1.** Die Bewegungs- und Herzfrequenz in den individuellen Zielbereich bringen und diese Belastung halten. Für Untrainierte gilt eine Dauer von 45 Minuten bis zu einer Stunde als Richtwert. Bei Trainierten dauert ein Trainingsabschnitt von 90 Minuten bis zu 6 Stunden. Trainingsziel ist die Optimierung des Fettstoffwechsels und der Verbrauch von Fetten aus dem Fettgewebe.
- **Dauertraining in A-2.** Wie oben, nur einen „Gang" intensiver. Die Richtwerte zur Belastungsdauer bei einem Lauftraining. Untrainierte 20 bis 45 Minuten, Trainierte 45 bis 90 Minuten. Neben dem Stoffwechsel wird das Herz-Kreislaufsystem intensiv beansprucht und trainiert.

- **Wechseltraining von A-1 nach A-2.** Es beginnt mit einer 30- bis 90-minütigen Belastung in A-1. Dann wird die Belastung auf A-2 gesteigert und 15 bis 45 Minuten gehalten. Die gesamte Einheit dauert also zwischen 45 und 120 Minuten. Bei dieser Trainingsform wird dem Körper die höhere Intensität quasi aufgedrängt. Sie ist bei Marathonläufern und Radfahrern zur Anhebung des Wettkampftempos beliebt.
- **Intervalltraining in A-1.** Belastungen im Bereich A-1 über 1 bis 5 Minuten wechseln mit Erholungspausen über 1 bis 3 Minuten. Die Pausen werden mit langsamem Gehen verbunden mit leichten gymnastischen Übungen gefüllt. Eine Trainingseinheit umfasst 4 bis 6 Intervalle. Diese Trainingsform ist vor allem für Einsteiger und Untrainierte geeignet.
- **Intervallwechseltraining in A-1 und A-2.** Beginnen Sie das Training mit einer Belastung über 3 Minuten in A-1. Anschließend 1 Minute Pause. Das Ganze wiederholen Sie 4-mal. Jetzt ist die erste Serie abgeschlossen. Es folgt eine Intervallserie in A-2. 2 Minuten Belastung wechseln 5-mal mit 1 Minute Pause. Dieses Training dauert also insgesamt 31 Minuten. Diese Trainingsform ist typisch für Wiedereinsteiger oder nach einer Trainingsunterbrechung.

Krafttraining

Krafttraining ist nicht nur „Was für die Jungen". Ganz im Gegenteil. Besonders in fortgeschrittenem Alter ist es wichtig, seine Muskelkraft zu trainieren und die Muskelmasse zu erhalten. Am Anfang steht das reine Krafttraining, mit zunehmender Erfahrung kommt ein Muskelaufbautraining dazu.

Warum Krafttraining gut tut
- Krafttraining beugt Verletzungen vor: Ein gut ausgebildetes Muskelkorsett verringert die Biegekräfte, die auf das Skelettsystem einwirken. So mancher Knochenbruch wird durch die Anspannung kräftiger Muskeln verhindert. Bänder und Gelenkskapseln werden durch kräftige Muskeln vor Verletzungen geschützt.
- Durch richtiges Krafttraining vermeidet oder beseitigt man muskuläre Dysbalancen, also ein Missverhältnis in der Stärke verschiedener Muskeln. Das Zusammenspiel der Muskeln kann durch verschiedene Faktoren beeinträchtigt sein, etwa Bewegungsmangel, Fehl- und Überbelastungen sowie Verletzungen

– aber auch einseitiges Training. Ein Beispiel: Wenn jemand viel Ausdauertraining macht und auf Krafttraining verzichtet, werden die Bauchmuskeln relativ schwach sein. Diese sind aber eine wichtige Stütze für die Wirbelsäule. So kann eine Neigung zu beträchtlichen Rückenbeschwerden entstehen.

◉ Krafttraining bedeutet eine Steigerung der Muskelmasse und damit auch eine Verringerung des alterungsbedingten Muskelabbaus. Ein entsprechendes Krafttrainingsprogramm kann die Muskelmasse innerhalb von acht Wochen um eineinhalb Kilogramm erhöhen. Dafür genügen schon dreimal 25 Minuten in der Woche.

◉ Krafttraining kurbelt den Stoffwechsel an: Eine Zunahme der Muskelmasse um eineinhalb Kilogramm erhöht den Stoffwechsel um sieben Prozent und damit den täglichen Kalorienverbrauch um 15 Prozent. In Kombination mit Ausdauertraining in A-1 und einer Ernährungsumstellung kann somit Übergewicht leichter abgebaut werden, denn Fettgewebe wird reduziert und gleichzeitig Muskelmasse aufgebaut.

◉ Krafttraining wirkt sich so wie richtig dosiertes Ausdauertraining günstig auf die Blutfettwerte aus. Erhöhte Cholesterin- und Triglyceridspiegel lassen sich insgesamt senken, wobei der Anteil von „gutem" Cholesterin steigt.

◉ Krafttraining verbessert den Glukosestoffwechsel. Das kann soweit gehen, dass Typ 2-Diabetiker keine blutzuckersenkenden Medikamente mehr benötigen.

◉ Krafttraining erhöht die Knochendichte, der Mineralgehalt der Knochen steigt. Dazu reicht schon ein minimales Übungsprogramm – das somit eine ausgezeichnete Osteoporosevorbeugung ist. Das gilt auch noch im neunten Lebensjahrzehnt!

Trainingsmodelle für das Krafttraining
Für ein Krafttraining in fortgeschrittenem Alter stehen
◉ ein Muskelfunktionstraining,
◉ ein Kraftausdauertraining
◉ oder ein Muskelaufbautraining zur Auswahl.

Muskelfunktionstraining
Für das hier vorgestellte Muskelfunktionstraining brauchen Sie keine Geräte und Sie können es zu Hause ohne großen Platzbedarf leicht durchführen. Sie können natürlich auch mit Geräten im Fitness-Studio trainieren, wo man Ihnen den Umgang damit sicher gerne zeigt.

Trainertipp:

◉ Die Übungen sollen langsam ausgeführt werden. Es ist wichtig, dass Sie die Bewegungen bewusst steuern. Schließlich sollen die Übungen ja richtig gemacht werden, denn falsche Bewegungen verringern die Trainingswirkung.

◉ Günstig ist es gemeinsam mit einem Partner zu trainieren. Er kann Sie korrigieren, motivieren und anspornen. So erreichen Sie die geforderte Wiederholungszahl leichter.

Muskelfunktionstraining ohne Geräte

So bestimmen Sie die Zahl der Wiederholungen pro Serie. Zählen Sie, wie viele Wiederholungen Sie bei korrekter Ausführung einer Übung maximal schaffen. Von dieser Zahl nehmen Sie zu Trainingsbeginn 50 Prozent und mit Trainingsfortschritt 75 Prozent.

1. Sit-ups gerade mit Kopfstütze

In der Ausgangsposition liegen Sie mit rechtwinkelig gebeugten Knien in Rückenlage. Die Fersen sind fest in den Boden gestemmt, um von den Füßen über die Oberschenkelrückseite und das Gesäß bis zur Rückenmuskulatur eine Spannung aufzubauen und zu halten. Vom Gesäß bis zum Kopf ist ein Handtuch untergelegt. Die Hände greifen an den beiden freien Handtuchenden neben dem Kopf und ziehen leicht nach oben. Der Rücken liegt voll auf der Unterlage. Spannen Sie nun die Bauchmuskulatur an und rollen Sie vom Kopf über die Schultern bis zum Ende der Schulterblätter in die Endposition auf. Das Becken wird ohne Ausgleichsbewegung stabilisiert. Der Blick ist stets zur Decke gerichtet und der Kopf wird im Handtuch gestützt.

Varianten

Leicht: Übungsausführung wie abgebildet. Um die geforderte Wiederholungszahl zu schaffen, hilft ein Partner, indem er bei den Schultern greift und Sie in der überwindenden Arbeitsphase unterstützt.

Mittel: Wie abgebildet und beschrieben.

Schwer: Wie abgebildet und beschrieben, aber in der Endposition etwa 5 Sekunden die Spannung halten.

2. Oberkörperheben aus der Bauchlage

In der Ausgangsposition liegen Sie in Bauchlage, ein Handtuch oder Polster liegt unter dem Bauch. Die Arme liegen neben dem Rumpf, die Daumen zeigen zum Körper. Die Stirn liegt am Bo-

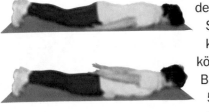

den. Die Zehen stemmen sich in den Boden. Spannen Sie die Schulter-, Arm- und vor allem die Rückenmuskulatur an und heben Sie die Arme und den Oberkörper bei Ganzkörperspannung in die Endposition. Der Blick bleibt zum Boden gerichtet und die Stirn ist zirka 5 Zentimeter über dem Boden. Die Beinmuskeln werden gespannt und die Knie abgehoben.

Varianten

Leicht: Wie abgebildet und beschrieben.

Mittel: Die Arme sind in Seithalte und im Ellbogen rechtwinkelig gebeugt. Unterarme in Richtung Kopf, Daumen zeigen zur Decke. Ellbogen und Unterarme hochheben, sonst wie beschrieben.

Schwer: Arme eng an den Ohren vorbei nach vorne gestreckt, Daumen zeigen zur Decke.

3. Unterarmbeugen aus der Bankstellung

Ausgangsstellung ist die Unterarmbankstellung. Unterschenkel und Unterarme am Boden, ein Polster oder Handtuch liegt unter den Knien. Die Ellbogen sind exakt im Lot unter den Schultern aufgesetzt, die Unterarme bilden ein Dreieck und der Kopf liegt in der Dreiecksspitze. Eine angespannte Bauch-, Gesäß- und Rückenmuskulatur hält den Rücken in der Ausgangsposition gerade und sichert durch kontrollierte Kontraktion die Bewegungsausführung bei geradem Rücken. In die Endposition führen Sie den Kopf bei Beuge der Ellbogen und Schulter in Richtung Hände.

Varianten

Leicht: Geöffneter Hüftwinkel, die Oberschenkel stehen zirka 60° zur Unterlage.

Mittel: Wie abgebildet rechter Hüftwinkel, die Oberschenkel stehen 90° zur Unterlage.

Schwer: Gebückte Körperstellung mit gebeugtem Hüftwinkel, Zehen und Unterarme liegen auf.

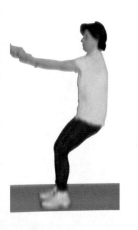

4. Gehaltene Kniebeuge in die Sitzposition

Ausgangsposition im Beidbeinstand bei hüftbreiten und gerade ausgerichteten Füßen. Ein Partner hält Sie an der Hand und Sie lassen sich bei leicht gebeugten Knien mit gestreckter Hüfte und geradem Rücken einige Zentimeter nach hinten. Sie können auch eine Tür als Hilfe benutzen. Greifen Sie an der Türklinke und stellen Sie die Füße mit den Fersen auf Höhe des Türblattes. In die Endposition beugen Sie die Hüfte und die Knie bis exakt auf 90°. Der Rücken ist gerade und steht im Lot zur Unterlage.

Varianten

Leicht: Sie beugen im Knie nicht bis auf 90°, um die Wiederholungszahl zu schaffen.
Mittel: Wie abgebildet und beschrieben.
Schwer: Wie abgebildet und beschrieben, in der Endposition zirka 5 Sekunden die Spannung halten.

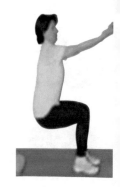

5. Standstütz rücklings aus der Wandlehne

In der Ausgangsstellung lehnen Sie mit Kopf, Schultern und Unterarmen an einer Wand. Die Füße stehen in einem Abstand zur Wand, die Hüfte ist gestreckt. In der Endposition stützen Sie sich nur mit den Ellbogen an die Wand, die Schulterblätter drücken Sie ab. Die Hüfte bleibt gestreckt und der Rücken gerade. Es ist nur eine kleine Bewegung möglich, diese soll jedoch exakt geführt werden.

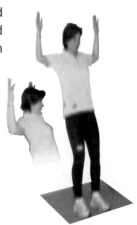

Varianten

Leicht: Fersen zirka 10 Zentimeter von der Wand entfernt.
Mittel: Fersen zirka 20 Zentimeter von der Wand entfernt.
Schwer: Fersen zirka 30 Zentimeter von der Wand entfernt.

6. Beckenlift aus der Rückenlage

In der Ausgangsposition liegen Sie mit rechtwinkelig gebeugten Knien in Rückenlage. Beide Füße liegen flach am Boden auf. Spannen Sie zuerst die Bauch- und Gesäßmuskulatur, um das Gesäß leicht anzuheben. Dann spannen Sie die Muskulatur der Oberschenkelrückseite an, um das Becken bis in eine gerade Körperlinie von den Knien bis zur Schulter hochzuheben.

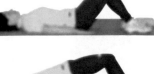

Varianten

Leicht: Wandlehne vom Gesäß bis zum Kopf. Hüftstrecken aus der Wandlehne.
Mittel: Wie abgebildet und beschrieben.
Schwer: Wie abgebildet und beschrieben, in der Endposition die Spannung zirka 5 Sekunden halten.

7. Sit-ups schräg mit Kopfstütze

In der Ausgangsposition liegen Sie mit rechtwinkelig gebeugten Knien in Rückenlage. Die Fersen sind fest in den Boden gestemmt. Vom Gesäß bis zum Kopf ist ein Handtuch untergelegt. Eine Hand greift an einem freien Handtuchende neben dem Kopf und zieht leicht nach oben. Die andere Hand zeigt 90° vom Rumpf weg. Spannen Sie nun die Bauchmuskulatur an und rollen Sie vom Kopf über eine Schulter bis zum Ende des

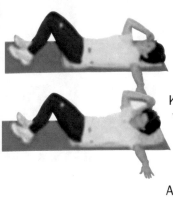

Schulterblattes schräg zum gegenüberliegenden Knie in die Endposition auf. Das Becken wird ohne Ausgleichsbewegung stabilisiert. Der Blick ist nach oben gerichtet und der Kopf wird im Handtuch gestützt.

Varianten

Leicht: Übungsausführung wie abgebildet. Um die geforderte Wiederholungszahl zu schaffen, hilft ein Partner, indem er an der Schulter greift und in der überwindenden Arbeitsphase unterstützt.

Mittel: Wie abgebildet und beschrieben.

Schwer: Wie abgebildet und beschrieben. In der Endposition 3 bis 6 kleine Bewegungen einlegen.

8. Diagonalstrecken aus der Unterarmbankstellung

Die Unterarmbankstellung wie in Übung 3 beschrieben einnehmen. In die Endposition ein Bein in der Hüfte und im Knie gerade in einer Linie zum Oberkörper nach hinten strecken. Den gegenüberliegenden Arm seitlich bei stets gebeugtem Ellbogen abspreizen und bis in die Waagrechte hochheben. Bauch- und Rückenmuskulatur anspannen und kein Hohlkreuz machen. Die geforderte Wiederholungszahl auf einer Seite absolvieren und dann die Seite wechseln.

Varianten

Leicht: Das Bein und der Arm werden abwechselnd bewegt.

Mittel: Wie abgebildet und beschrieben.

Schwer: Wie abgebildet und beschrieben. In der Endposition 3 bis 6 kleine Bewegungen einlegen.

9. Beinabspreizen aus der Seitlage

Ausgangsposition in Seitlage, die Beckenachse steht exakt im rechten Winkel zur Unterlage. Das untere Bein ist in der Hüfte und im Knie 90° gebeugt. In die Endposition das obere Bein abspreizen und hochheben. Die Fußachse des Arbeitsbeines stets parallel zur Unterlage, die Zehen anziehen.

Varianten

Leicht: Wie abgebildet und beschrieben.

Mittel: Wie abgebildet und beschrieben, in der Endposition zirka 5 Sekunden die Spannung halten.

Schwer: Wie abgebildet und beschrieben. In der Endposition 3 bis 6 kleine Bewegungen einlegen.

10. Beinanziehen aus der Seitlage

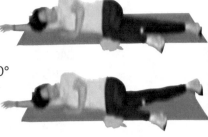

Ausgangsposition in Seitlage, die Beckenachse steht exakt im rechten Winkel zur Unterlage. Das obere Bein ist in der Hüfte und im Knie 90° gebeugt. Legen Sie ein Handtuch unter das Knie. In die Endposition das untere Bein anziehen und hochheben. Fußachse des Arbeitsbeines parallel zur Unterlage und die Zehen anziehen.

Varianten

Leicht: Wie abgebildet und beschrieben.
Mittel: Wie abgebildet und beschrieben, in der Endposition zirka 5 Sekunden die Spannung halten.
Schwer: Wie abgebildet und beschrieben. In der Endposition 3 bis 6 kleine Bewegungen einlegen.

11. Schrittbeugen aus dem Stand

Weite Schrittstellung mit gerade ausgerichteten Füßen. In der Ausgangsposition steht das Knie des vorderen Beins im Lot über der Ferse. In die Endposition wird das Knie des vorderen Beins gebeugt und das hintere Knie wird nach unten geführt. Die Arme werden aktiv in eine Diagonalstellung mitgeführt.

Varianten

Leicht: Das hintere Knie wird bis auf 10 Zentimeter Abstand zum Boden geführt.
Mittel: Wie abgebildet und beschrieben, das Knie geht knapp bis zum Boden.
Schwer: Wie abgebildet und beschrieben, in der Endposition 2 bis 4 kleine Bewegungen einlegen.

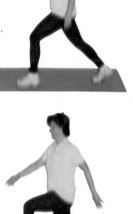

12. Beinheben aus der Unterarmbankstellung

Ausgangsstellung wie in Übung 3 beschrieben einnehmen. Einen Polster oder ein Handtuch im Knie unterlegen. Die Bauch- und Rückenmuskulatur anspannen, um die Bewegungsausführung bei geradem Rücken zu sichern. In die Endposition in der Hüfte strecken und das gebeugte Bein hochheben. Das Knie bleibt gebeugt. Nur so weit in der Hüfte strecken, wie dies bei geradem Rücken geht.

Varianten

Leicht: Wie abgebildet und beschrieben.
Mittel: Wie abgebildet und beschrieben, in der Endposition zirka 5 Sekunden die Spannung halten.
Schwer: Wie abgebildet und beschrieben. In der Endposition 3 bis 6 kleine Bewegungen einlegen.

Kraftausdauertraining

Kraftausdauertraining ist ein unverzichtbarer Trainingsinhalt für viele Sportarten. Neben der Erhöhung der Energiedepots in den Muskeln wird dadurch die Muskulatur gestrafft und die Konturen kommen gut zum Vorschein. Dabei nehmen die Muskeln nicht wesentlich an Umfang zu. Der Abbau von Fettgewebe beim Kraftausdauertraining kann eine etwaige Zunahme von Muskelgewebe sogar übersteigen, sodass Sie nach einem Kraftausdauertrainingsblock über mehrere Wochen nicht nur kräftiger und von strafferer Figur, sondern auch schlanker sind. Ein Kraftausdauertraining können Sie mit Kleingeräten wie Hanteln und Scheiben, Expander oder Gummibändern (Thera-Band) durchführen. Apropos Thera-Band. Trainieren Sie nach der Übungsbeschreibung des Herstellers. Wenn Sie bei einer Übung Schmerzen verspüren, lassen Sie diese aus.

Muskelaufbautraining

Ziel ist es, verstärkt Muskelmasse aufzubauen. Es wird mit relativ hohen Widerständen trainiert, so dass 60 bis 80 Prozent der maximalen Kraft am jeweiligen Gerät eingesetzt werden. Mit dieser Last sind sehr grob abgeschätzt 8 bis 20 Wiederholungen maximal möglich. In den Muskelaufbauserien trainiert man bis zur maximalen Wiederholungszahl, um den Muskel völlig zu ermüden. Es werden 3 bis 6 Serien an einer Station absolviert.

Wegen der großen Widerstandsbelastung empfehlen wir, ein Muskelaufbautraining erst nach einem vier- bis zwölfwöchigen Muskelfunktions- und nach einem vier- bis achtwöchigen Kraftausdauertraining in die Trainingsplanung einzubauen.
Kraftgeräte finden Sie in den meisten Fitness-Studios. Stellen Sie die Übungsabfolge nach eingehender Beratung durch einen Trainer zusammen. Wichtig ist, dass Sie sich auch über die notwendigen Einstellungen des Geräts aufklären lassen und dass die Bewegungen exakt erklärt und erlernt werden. Dem widmen Sie die ersten Trainingseinheiten im Studio. Diese Aktivitäten laufen dementsprechend unter „Koordinations- und Techniktraining". Erst dann geht es mit den Gewichten zur Sache.

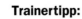

Trainertipp:

- Absolvieren Sie ein Programm von vier bis sechs Wochen mit zweimal Muskelaufbautraining pro Woche, um auch im Alter noch eine Muskelzunahme und eine Steigerung der Kraft zu erreichen.
- Trainieren Sie an Kraftgeräten nie mit hohen Widerständen und unter Schmerzen.

Beweglichkeitstraining

Die Beweglichkeit wird wesentlich von der Dehnfähigkeit und der Gelenkigkeit bestimmt. Unter Dehnfähigkeit wird die Eigenschaft von Muskeln, Sehnen, Bändern und Gelenkkapseln verstanden, Längenänderungen zu tolerieren. Mit Gelenkigkeit ist der durch die knöchernen Verbindungen bestimmte Bewegungsumfang gemeint. Mit fortschreitendem Alter nimmt die Beweglichkeit generell ab, vor allem in den Fuß-, Knie- und Hüftgelenken. Demgegenüber bleiben die Gelenke in den oberen Extremitäten relativ beweglich, was auf die stärkere Beanspruchung im Alltag zurückgeht.

Das können Sie mit einem systematischen Beweglichkeitstraining erreichen – und deshalb ist es mit zunehmendem Alter besonders wichtig:

- ⊙ Erhalt oder nur geringer Verlust der Gelenkigkeit und der Dehnfähigkeit.
- ⊙ Vermeidung oder Beseitigung eines muskulären Ungleichgewichts in Kombination mit Krafttraining.
- ⊙ Körpergefühl und Körperwahrnehmung werden verbessert.

Wie Sie Ihre Beweglichkeit trainieren können

Muskeldehnung – Stretching
Die Muskeldehnung zielt auf eine Anspannung mit folgender Entspannung der Muskulatur und der begleitenden Strukturen, besonders des Bindegewebes, ab. Die Grundform der Muskeldehnung wird Stretching genannt. Entscheidend ist, den Muskel langsam und kontrolliert in die Dehnposition zu bringen. Die Muskelspannung in der Dehnposition soll vor oder an der Schwelle eines Dehnschmerzes sein. Die Zeitangaben zum Halten der Dehnspannung schwanken stark und reichen von 5 Sekunden bis zu 2 Minuten. Unserer Einschätzung nach sind 15 bis 45 Sekunden Dehndauer ein guter Kompromiss. Da die Spannung der Muskulatur sensibel auf die Atmung reagiert, ist eine ruhig fließende Atmung zu empfehlen. Beim Ausatmen geht die Spannung leicht zurück und die Dehnung kann erhöht werden. Beim Einatmen verhält es sich umgekehrt. Wegen der leichten Erlernbarkeit der Dehntechnik, der großen Übungsauswahl, der gegebenen Sicherheit, der entspannenden Wirkung und der leichten Dosierbarkeit empfehlen wir Stretching als die Muskeldehntechnik der Wahl für Sporteinsteiger und im fortgeschrittenen Alter.

Trainertipp:

- Schaffen Sie sich optimale Rahmenbedingungen. Achten Sie auf eine angenehme Raumtemperatur, auf gute Belüftung und auf möglichst wenige Störungen. Dehnen Sie bei Ihrer Lieblingsmusik.
- Die Konzentration auf die zu dehnenden Muskeln lenken. Dehnung und Entspannung gehen vom Kopf aus und finden in den Muskeln statt. Immer eine stabile Dehnposition einnehmen.
- Harmonisieren Sie die Dehnung mit der Atmung. Atmen Sie beim „In-die-Dehnung-gehen" bewusst und langsam aus und reduzieren Sie die Dehnspannung beim Einatmen.
- Stretching ist kein Leistungssport, sondern ein Erfahren des eigenen Körpers.

Das Stretching-Programm

In einer Phase der Einleitung aktivieren und mobilisieren Sie Ihren Bewegungsapparat einige Minuten lang durch Standschritte, Standlaufschritte, Armpendeln oder Armkreisen. Danach folgt der Hauptteil mit 16 Übungen, für den Sie sich zwischen 40 und 60 Minuten Zeit nehmen. Halten Sie die angegebene Dehnposition 15 bis 45 Sekunden lang und wiederholen Sie nach einer Pause von 30 bis 120 Sekunden die Dehnung. Nach dem Stretching können Sie den Effekt noch steigern, wenn Sie besondere Entspannungsübungen anschließen. Dazu eignen sich Atemübungen wie die unten beschriebene, aber auch andere Methoden wie zum Beispiel die Progressive Muskelentspannung nach Jacobson oder Autogenes Training.

1. Gesäß und hintere Oberschenkelmuskulatur 1
Rückenlage, ein Bein mit beiden Händen am Oberschenkel fassen und zum Körper ziehen. Die Dehnung ist vom Gesäß bis zur Oberschenkelhinterseite spürbar.

2. Gesäß und hintere Oberschenkelmuskulatur 2
Ausgangsposition wie oben, das Bein durchstrecken, die Ferse zeigt nach oben. Das gestreckte Bein in Richtung Kopf ziehen, das bodennahe Bein ist locker auf der Ferse aufgestellt.

3. Gesäß und hintere Oberschenkelmuskulatur 3
Ausgangsposition wie oben, beide Knie zur Brust ziehen, die Arme werden in den Kniekehlen verschränkt. Dabei dehnen Sie den Gesäßmuskel und die Muskulatur im unteren Rückenbereich.

4. Seitliche Rumpfmuskulatur

Rückenlage, die Beine abgewinkelt zur Seite legen, beide Schultern bleiben am Boden liegen, ein Arm wird zur Seite gestreckt, der Kopf von den Beinen weggedreht.

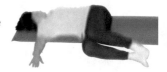

5. Oberschenkelvorderseite

Seitenlage, bodennahes Bein anwinkeln, das andere Bein bis zur Waagrechten leicht anheben und den Knöchel fassen, den Unterschenkel an den Oberschenkel heranziehen. Beachten Sie, dass die Hüfte gestreckt bleibt.

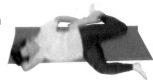

6. Brust- und Schultermuskulatur

Kniestand, das Gesäß nach hinten in Richtung der Fersen verlagern, während die Hände am Boden so weit wie möglich nach vorne greifen. Blick auf die Matte und die Hände schulterbreit halten.

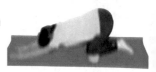

7. Hüftbeugemuskulatur

Großer Ausfallschritt, das vordere Bein ist im Knie rechtwinkelig gebeugt, die Ferse steht unter dem Knie, das hintere Bein wird auf dem Knie abgestützt. Das Becken zieht nun Richtung Boden und der Oberkörper steht in Verlängerung des hinteren Oberschenkels.

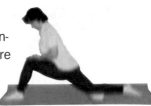

8. Oberschenkelrückseite und Wade

Langsitz, Beine gestreckt am Boden, die Zehenspitzen ziehen zum Körper, die Hände stützen rechts und links vom Becken, der Rücken ist gerade, den Oberkörper bei geraden Rücken nach vorne neigen.

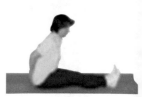

9. Oberschenkelinnenseite

Sitz mit gegrätschten, aufgestellten und im Knie angewinkelten Beinen. Aufrechter Oberkörper und gerader Rücken. Die Fersen liegen aneinander. Griff mit den Händen an den Füßen. Mit dem Ellbogen werden die Knie nach außen und unten gedrückt.

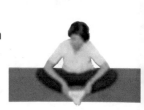

10. Oberarm und Schultermuskulatur 1

Beine locker kreuzen im Schneidersitz oder Langsitz mit aufgestellten Beinen. Rücken gerade, auf Schulterhöhe wird der Ellbogen eines Armes zur gegenüberliegenden Schulter gezogen. Gedehnt wird die Muskulatur an der Rückseite des Oberarms.

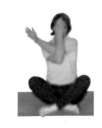

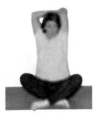

11. Oberarm und Schultermuskulatur 2

Sitzposition wie oben. Ein Arm wird nach oben gestreckt und im Ellbogen gebeugt. Der andere Arm zieht am Ellbogen hinter dem Kopf vorbei.

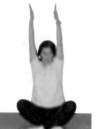

12. Oberarm und Schultermuskulatur 3

Schneidersitz mit geradem Rücken. Arme hoch strecken und nach oben ziehen. Aus der Hüfte, dem Rücken und den Schultern heraus ganz lang machen.

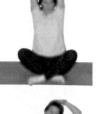

13. Hals- und Nackenmuskulatur 1

Schneidersitz oder Langsitz mit aufgestellten Beinen und mit geradem Rücken. Mit der rechten Hand über dem Kopf auf das linke Ohr greifen und den Kopf sanft nach rechts ziehen. Die linke Schulter zieht zum Boden und verstärkt somit die Dehnung der seitlichen Halsmuskulatur.

14. Hals- und Nackenmuskulatur 2

Sitzposition wie oben. Beide Hände am Hinterkopf verschränken und den Kopf sanft in Richtung Brust ziehen, der Rücken bleibt gerade und der Körper aufgerichtet.

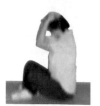

15. Obere Rückenmuskulatur

Schneidersitz, die Hände fassen die Knöchel. Das Kinn zur Brust ziehen, den Rücken im Bereich der Brustwirbelsäule rund machen und nach hinten hinausdrücken. Dabei die Schulterblätter auseinander ziehen.

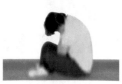

16. Untere Rückenmuskulatur

Langsitz mit leicht angewinkelten Beinen. Den Oberkörper nach vorne beugen, mit den Händen unter den Beinen durch- und von außen die Knöchel fassen. Unter sanftem Zug der Armmuskulatur den Rücken im Lendenwirbelbereich dehnen.

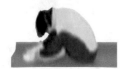

Atemübung

Nehmen Sie eine bequeme Rückenlage auf einer Matte ein. Die Fußsohlen sind aufgestellt, die Beine gestreckt und die Knie ausbalanciert. Die Arme liegen am Körper und der Blick ist zur Decke gerichtet. Gehen Sie jetzt alle Gliedmassen durch und spüren Sie, ob sie gleichmäßig aufliegen. Jetzt konzentrieren Sie sich auf Ihre Atmung. Spüren Sie, wie Sie einatmen, innehalten, ausatmen und wieder innehalten. Verlangsamen Sie bewusst Ihren Atemrhythmus. Atmen Sie durch die Nase ein und durch Mund

und Nase aus. Zuletzt konzentrieren Sie sich auf die Bauchatmung. Legen Sie dabei die Hände auf den Bauch direkt über dem Nabel. Beim Einatmen hebt sich der Bauch, atmen Sie tief und lang hinein. Dabei spannt sich Ihr Zwerchfell und die Lunge füllt sich mit Luft. Nach einem Innehalten atmen Sie lange und intensiv aus und ziehen den Bauch dabei bewusst ein. Dann beginnen Sie den Zyklus von vorne. Spüren Sie wie die Atmung Sie beruhigt und entspannt.

Gelenkigkeit – Mobilisation

Die folgenden Übungen aus dem Bereich der Gelenkmobilisation dienen der Verbesserung der Gelenkigkeit und der Mobilität. Die Gelenkmobilisation ist ein wichtiger Bestandteil eines umfassenden Aufwärmprogramms für sportliche Aktivitäten. Für ältere Menschen ist die Mobilität der Gelenke mit einem klaglosen Gleiten der Nerven im umliegenden Gewebe auch von entscheidender Bedeutung für Vitalität, Agilität und Befindlichkeit. Wir empfehlen daher eine Mobilisationseinheit pro Woche. Probieren Sie es vier bis sechs Wochen lang aus – Sie werden sehen, dass bei Bewegung und Sport dann alles „wie geschmiert" läuft.

Das Übungsprogramm zur Gelenkmobilisation

Die ausgewählten Mobilisationsübungen sollen konzentriert und wenn möglich vollständig durchgeführt werden. Wenn Sie aber unter Zeitdruck stehen, können Sie auch einige Übungen auslassen. Im Anschluss daran empfehlen wir wieder Entspannungsübungen.

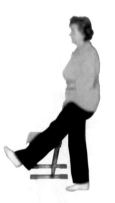

1. **Beinpendel**

   Einbeinstand mit aufrechtem Oberkörper und geradem Rücken. Sichern Sie Ihr Gleichgewicht, indem Sie sich anhalten. Vor- und Rückpendeln des Spielbeins bei gestrecktem Knie. Der Fuß wird stets exakt in der Pendelrichtung gehalten. Die Bewegung aus der Hüfte führen, den Oberkörper ohne Ausgleichsbewegung halten.

2. **Beinrotation**

   Sitz mit geradem Oberkörper auf einer Stuhlkante, ein Bein ist gebeugt, das Mobilisationsbein ist gestreckt, die Ferse steht am Boden. Bei einer scheibenwischerartigen Bewegung wird die Hüfte mobilisiert.

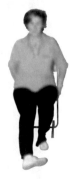

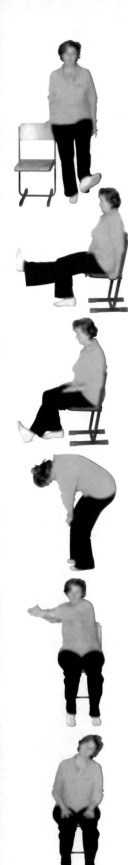

3. Beinpendel mit Rotation

Stand wie bei Übung 1. Zusätzlich zu einer geraden Pendelbewegung in Blickrichtung nach vorne wird der Fuß vorne aus- und hinten eingedreht. Achten Sie darauf, dass das Bein nicht zur Seite geführt wird.

4. Kniemobilisation in der Streckung

Aufrechter Sitz auf einem Stuhl. Ein Bein ist gebeugt und die Ferse steht unter dem Knie am Boden. Das Mobilisationsbein wird im Knie gestreckt und gebeugt.

5. Kniemobilisation in der Drehung

Sitz wie oben. Das Mobilisationsbein steht leicht aufgesetzt auf der Ferse. Mit den Händen wird das Knie fixiert. Zur Mobilisation wird der Fuß auf der Ferse wie ein Scheibenwischer bewegt.

6. Fußgelenkmobilisation

Sitz wie bei Übung 5. Der Fuß wird im oberen Sprunggelenk zum Schienbein gezogen und zu einem geraden Rist gestreckt.

7. Wirbelsäulenmobilisation mit dem „Katzenbuckel"

Beidbeinstand, die Knie sind gebeugt, der Oberkörper ist in der Hüfte 45° nach vorne gebeugt. Die Hände sind am Knie gestützt und tragen das Hauptgewicht des Oberkörpers. Nun wechseln Sie zwischen einem geraden Rücken und einem runden Rücken wie ein Katzenbuckel. Der Kopf folgt der Wirbelsäulenlinie.

8. Wirbelsäulenmobilisation mit der „liegenden Acht"

Sitz mit hüftbreiten Beinen, aufgerichtetem Oberkörper und geradem Rücken. Die Arme werden nach vorne gestreckt und gefaltet. Zeichnen Sie mit den Händen eine flache „liegende Acht" vor der Brust in die Luft. Der Kopf bleibt immer nach vorne gerichtet.

9. Kopfmobilisation zur Seitenneigung

Sitz mit hüftbreit aufgestellten Füßen, aufrechter Oberkörper, gerader Rücken. Die Schultern sind tief gezogen, der Kopf wird mit einer leichten Pendelbewegung bei gerade ausgerichtetem Blick zur Seite geführt.

10. Kopfmobilisation zur Seitdrehung

Sitz wie oben. Ohne Schulterbewegung wird der Kopf wie eine Schwingtür zu den Seiten gedreht.

11. Kopfmobilisation zum „Doppelkinn"

Sitz wie oben. Bei geradem Rücken und ohne Nicken wird der Kopf zu einem langen Kinn und zu einem „Doppelkinn" nach hinten gezogen.

12. Armpendel

Hüftbreiter Beidbeinstand mit gerade ausgerichteten Füßen, die Knie sind leicht gebeugt, die Hüfte gestreckt, der Oberkörper gerade. Aus entspannt nach unten gezogenen Schultern werden die gestreckten Arme in der Standrichtung vor und zurück geschwungen. Die Handflächen schneiden durch die Luft und werden nicht gedreht.

13. „Soldat"

Stand wie oben. Vorne vor dem Körper werden die Arme bis in die Waagrechte gehoben und im Ellbogen gebeugt. Hinter dem Körper werden die Arme gestreckt.

14. „Spiegelblick"

Stand wie oben. Der vordere Arm wird im Ellbogen gebeugt und die Daumen nach außen gedreht. Der hintere Arm wird gestreckt und die Daumen einwärts gedreht.

15. „Diagonalziehen"

Beidbeinstand, leicht gebeugte Knie, in der Hüfte deutlich bei geradem Rücken nach vorne gebeugt. Wie beim Diagonalschritt beim Skilanglaufen ist der Arm nach vorne und die Hand zur Faust gebeugt, hinten ist der Arm gestreckt und die Hand geöffnet.

16. Schultermobilisation 1

Beidbeinstand, leicht gebeugte Knie, gestreckte Hüfte, gerader Rücken. Die Schultern werden hoch und tief gezogen.

17. Schultermobilisation 2

Stand wie oben. Die Arme werden nach vorne gestreckt, im Ellbogen gebeugt und die Unterarme zusammengeführt. Aus dieser Position werden die Arme bei senkrecht bleibenden Unterarmen geöffnet.

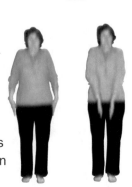

Koordinationstraining

Unter der motorischen Fähigkeit der Koordination versteht man die Abstimmung eines gezielten Bewegungsablaufes unter der Kontrollfunktion des Zentralnervensystems (Gehirn und Rückenmark) in Zusammenwirken mit der Skelettmuskulatur als Ausführungsorgan. Die Koordination ermöglicht uns Bewegungen zu erlernen, zu steuern und anzupassen. Um Bewegungen auf ein Ziel hin zu steuern oder anzupassen, benötigt das Zentralnervensystem als Steuerorgan viele Informationen aus der Umwelt, in der die Bewegung stattfindet und vom Körper, der die Bewegung ausführt. Diese Informationen gibt ein Fühler- oder Rezeptorensystem. Die wichtigsten Fühlersysteme für die Bewegungssteuerung finden sich einerseits im Kopf (z.B. Augen, Gleichgewichtsorgan) und anderseits über den Bewegungsapparat verteilt (z.B. die Gelenkrezeptoren).

Im Fitness- und Gesundheitstraining liegt die Bedeutung der koordinativen Fähigkeiten im Wesentlichen in zwei Bereichen:

1. In der Ökonomisierung der Bewegungsabläufe. Daraus resultieren

- eine geringere Ermüdbarkeit im Alltag und beim Sport,
- verminderte Krafteinsätze bei Alltagsbewegungen,
- verminderter Energieaufwand und Schonung der Leistungsreserven.

2. In der Verminderung der Verletzungsgefahr. Dies bezieht sich im Alter insbesondere auf

- Sturzvorbeugung, vor allem Verminderung der Sturzgefahr im Alltag,
- Verminderung der Unfallgefahr zu Hause und unterwegs.

! Trainertipp:

- Planen Sie ein Koordinationstraining in der Dauer von 5 bis 45 Minuten ein. In dieser Zeit wechseln Sie immer wieder zwischen bewusster Bewegung und körperlicher sowie geistiger Erholung.

Koordinationstraining – eine reiche Auswahl

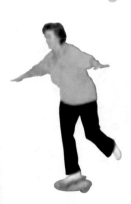

Im Fachhandel wird eine vielfältige Auswahl von speziellen Trainingsgeräten für das Koordinationstraining angeboten. Die Palette reicht von Fit- und Sitzbällen über Kippbretter- und Drehscheiben, Jonglierbälle und -tücher bis zu Gleit- und Rollbrettern. Es eignet sich aber jeder Ball, vom Tischtennis- bis zum Basketball, um damit etwas für seine Koordination zu tun. Ein besonders vergnügliches

Koordinationstraining ist das Tanzen in fast allen Formen und Variationen. Ob Sie mit Freunden einen Volkstanz einstudieren, mit Ihrer Partnerin oder Ihrem Partner eine neuen Gesellschaftstanz lernen, eine Solotanznummer neu einstudieren – die Koordination tanzt immer mit!

Trainingsplanung für ältere Sporteinsteiger

Die Trainingsplanung führt Sie zu Ihren Zielen. Sie werden feststellen, dass Sie sich von Woche zu Woche verbessern und dass Ihnen viele Dinge des Alltags wieder leicht fallen. Lassen Sie sich aber nicht in ein Korsett zwängen, sondern schaffen Sie auch Platz für Spontaneität und Flexibilität.

Die Elemente Ihrer Trainingsplanung.

- **Was** Sie trainieren sollen – Ausdauer, Kraft, Schnelligkeit, Beweglichkeit oder Koordination.
- **Womit** Sie trainieren sollen – ob Sie für Ihre Ausdauer laufen, walken oder skilanglaufen; Ihr Krafttraining mit oder ohne Thera-Band absolvieren; Ihre Koordination mit Softbällen oder etwas anderem verbessern.
- **Wie** Sie trainieren sollen – ob Sie nach der Dauer-, Wechsel-, Fahrtspiel- oder Intervallmethode trainieren.
- **Wie lange** und **wie oft** Sie trainieren sollen – Belastungs- und Pausendauer, Trainingsumfang beziehungsweise gesamte Trainingszeit, Trainingsintensität, Trainingshäufigkeit beziehungsweise Anzahl der zu absolvierenden Trainingseinheiten.

Damit Sie sich ein besseres Bild machen können, stellen wir Ihnen zwei Trainingspläne vor – einen für Trainingseinsteiger und einen zweiten für diejenigen, die nach einer längeren Abstinenz wieder mit Sport beginnen möchten. Dieser Plan gilt für die Gruppe der Trainingseinsteiger als zweite Trainingsstufe zum weiteren Aufbau der Leistung.

Erste Trainingsstufe = Trainingseinstieg für Anfänger

Die sportlichen Ziele in der ersten Stufe sind der Erwerb sportlicher Grundtechniken in ausgewählten Ausdauersportarten, das Durchhalten einer 30-minütigen Dauerbelastung im Trainingsbereich A-1 in zumindest einer Ausdauersportart, die Bewältigung von 30 Wiederholungen in zumindest fünf Grundübungen des Muskelfunktionstrainings. Diese Stufe wird mit vier bis zwölf Wochen veranschlagt. Eine Betreuung durch einen Übungsleiter oder Trainer ist sinnvoll und hilfreich.

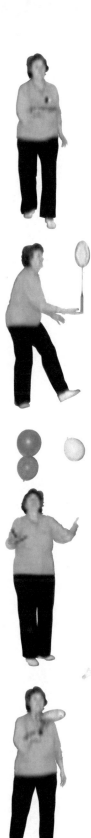

Der Wochenplan

1. Tag: Techniktraining – Walking oder Nordic Walking:
Nach dem Aufwärmen werden Bewegungsaufgaben wie „gerader Fußaufsatz", „Abrollen von der Ferse", „diagonaler Armeinsatz" ca. 30 Sekunden lang konzentriert ausgeführt.
Umfang: 1. Trainingswoche (TW): 20 min, 2. TW: 22 min, 3. TW: 24 min, 4. TW: frei

Nach dem Techniktraining folgt unmittelbar ein Ausdauertraining in A-1: Einminütige Belastungen in A-1 wechseln mit einminütigen Erholungspausen im langsamen Gehen ab. In der 1. Woche absolvieren Sie 12 Intervalle. Steigern Sie die Belastungsdauer pro Woche um jeweils eine Minute, die Pausen bleiben gleich.
Umfang: wie Techniktraining

2. Tag: Trainingsfrei

3. Tag: Krafttraining – die 12 Muskelfunktions-Übungen aus dem Kapitel Krafttraining stehen mit zwei Serien pro Station am Programm. Anschließend Stretching.
Umfang: 1. TW: 40 min, 2. TW: 45 min, 3. TW: 50 min, 4. TW: 30 min

4. Tag: Trainingsfrei

5. Tag: Techniktraining – Radergometer oder Fahrrad:
Verschiedene Trettechniken wie der „Einbein-Tritt", der „Rückwärts-Tritt" und das „Stehend-Treten" werden zirka 30 Sekunden lang konzentriert ausgeführt.
Umfang: 1. TW: 20 min, 2. TW: 22 min, 3. TW: 24 min, 4. TW: 15 min

Unmittelbar folgend wird ein Ausdauertraining in A-1 nach der Dauermethode absolviert. Steuern Sie die Belastung mit der Herzfrequenz.
Umfang: 1. TW: 26 min, 2. TW: 29 min, 3. TW: 32 min, 4. TW: 15 min

6. Tag: Trainingsfrei

7. Tag: Koordinations-, Beweglichkeitstraining und Entspannung:
Kleine Spiele mit Bällen, Imitations- und Gleichgewichtsübungen zur Koordinationsverbesserung. Dann Mobilisieren: 25 langsame Schwünge in den großen Gelenken. Anschließend Dehnen: 3 mal 20 Sekunden Stretching der Hauptmuskelgruppen bis an die Dehngrenze. Abschließend entspannen.
Umfang: 1 TW: 30 min, 2. TW: 35 min, 3. TW: 40 min, 4. TW: 20 min

Zweite Trainingsstufe für Anfänger = Trainingseinstieg für ehemalige Sportler

Trainingsschwerpunkt ist die Entwicklung der aeroben Ausdauerleistungsfähigkeit und Kraftausdauer. Drei bis fünf Trainingseinheiten stehen am Wochenplan. Die sportlichen Ziele in der zweiten Stufe sind das Durchhalten von 45 Minuten ohne Unterbrechung im Trainingsbereich A-1 und zwölf Minuten in A-2 in zumindest einer Ausdauersportart sowie die Steigerung der Kraftausdauer der Muskulatur. Für diese Stufe sind 8 bis 16 Wochen vorgesehen.

Der Wochenplan

1. **Tag:** Ausdauer-Wechseltraining von A-1 nach A-2:
   Nach dem Aufwärmen 30 Minuten Belastung in Bereich A-1. Ohne Unterbrechung steigern auf A-2 und 20 Minuten halten. Alle Ausdauersportarten wie Radfahren, Walking, Nordic-Walking oder Laufen, deren Technik beherrscht wird, stehen zur Auswahl.
   Umfang: 1. TW: 1 h, 2. TW: 1 h 5 min, 3. TW: 1 h 10 min, 4. TW: 40 min

2. **Tag:** Trainingsfrei

3. **Tag:** Kraftausdauertraining mit dem „Thera-Band" mit 45 bis 60 Prozent der Maximalkraft:
   Die Spannung des Bandes wird so gewählt, dass Sie in der 1. Woche 25 Wiederholungen bis zur Muskelermüdung absolvieren. Steigern Sie wöchentlich um jeweils 2 Wiederholungen.
   Umfang: 1. TW: 50 min, 2. TW: 55 min, 3. TW: 1 h, 4. TW: frei

4. **Tag:** Trainingsfrei

5. **Tag:** Ausdauer-Dauertraining im Bereich A-1 mit Walking, Nordic-Walking, Lauf oder Rad. Abschließend abwärmen und dehnen.
   Umfang: 1. TW: 1 h, 2. TW: 1 h 5 min, 3. TW: 1 h 10 min, 4. TW: 40 min

6. **Tag:** Trainingsfrei

7. **Tag:** Koordinations-, Beweglichkeitstraining und Entspannung:
   Rückschlagspiele wie Tischtennis oder Badminton, Jonglierübungen mit Bällen und Tüchern. Dann Mobilisieren: 25 langsame Schwünge in den großen Gelenken. Anschließend Stretching: 3 mal 20 Sekunden Dehnen der Hauptmuskelgruppen bis an die Dehngrenze. Abschließend entspannen.
   Umfang: 1. TW: 30 min, 2. TW: 35 min, 3. TW: 40 min, 4. TW: 20 min

Richtig gut essen

Ob wir das Ziel, bis ins hohe Alter gesund und vital zu bleiben errei- chen, hängt eng mit der Ernährung zusammen. Dabei geht es grundsätzlich um eine dem Alter entsprechende Versorgung mit Haupt- und Begleitnährstoffen. Bei den Mengen müssen wir uns an den mit der Zeit sinkenden Kalorienbedarf anpassen. Bei der Qua- lität gilt es vor allem auf den höheren Bedarf an Proteinen und Vi- talstoffen zu achten.

Qualität statt Quantität.

Ihre Ernährung soll und kann:
1. Die Gesundheit im Alternsprozess erhalten beziehungsweise verbessern.
2. Die physische und psychische Leistungsfähigkeit stärken.
3. Dem Körpergewicht oder einer notwendigen Gewichtsreduktion unter Berücksichtigung von körperlicher Aktivität, Sport und Training angepasst sein.
4. Qualitativ besonders hochwertig sein, um den aufbauenden Stoffwechsel anzuregen – den Eiweißstoffwechsel, die Immun- abwehr und das Hormonsystem zu stimulieren.
5. Möglicherweise eingeschränkte Organfunktionen unterstützen.
6. Auf Ihre individuellen Voraussetzungen und Ihre Lebenssituation abgestimmt sein.
7. Gut schmecken, verträglich sein und die Verdauungsvorgänge fördern.
8. Einfach und praktisch sein.
9. In einem vernünftigen Kosten-Nutzen-Verhältnis stehen.

Wozu wir essen

Vielen von uns mag es scheinen, dass die aufgenommenen Kalo- rien einzig und allein und schnurstracks in die diversen Fettpölster- chen wandern. Ganz so ist es aber nicht, der Organismus braucht Energie für recht unterschiedliche Bereiche.

Da wäre einmal der Grundumsatz, von dem ja immer wieder die Rede ist. Er verschlingt den Löwenanteil an aufgenommener En- ergie, nämlich 50 bis 70 Prozent. Dem Grundumsatz entspricht unser Energiebedarf morgens in Ruhe, liegend, nüchtern, ohne Aufwand für Thermoregulation, das heißt, es ist weder zu heiß

KÖRPERL. AKTIVITÄT	Alter	Inaktiv	Mäßig aktiv	Hoch aktiv
Frauen (60 – 62 kg)	19 – 30	2.000	2.000 – 2.200	2.400
	31 – 50	1.800	2.000	2.200
	51 – 70	1.600	1.800	2.000 – 2.200
	Über 71	1.450	1.600	1.800
Männer (78 – 80 kg)	19 – 30	2.400	2.600 – 2.800	3.000
	31 – 50	2.200	2.400 – 2.600	2.800 – 3.000
	51 – 70	2.000	2.200 – 2.400	2.600 – 2.800
	Über 70	1.800	2.000 – 2.000	2.200 – 2.400

Inaktiv: Alltagsleben, ohne zusätzliche körperliche Aktivität.

Mäßig aktiv: Täglich körperliche Aktivität im Gegenwert von 200 bis 250 kcal, beispielsweise durch 3 bis 5 km Gehen/Walken mit einer mittleren Geschwindigkeit von 5 bis 6,5 km/h. Schafft man diese Geschwindigkeit nicht, geht man einfach etwas länger.

Hoch aktiv: Täglich körperliche Aktivität im Gegenwert von 400 bis 500 kcal, beispielsweise durch 5 bis 8 km Walken oder 2 Stunden Tennis.

noch zu kalt, die Körpertemperatur ist normal. Der Grundumsatz sinkt mit dem Alter. Er steigt mit dem Gewicht und der Körpergröße, vor allem aber mit dem Anteil an Muskelmasse. Das heißt, wer regelmäßig aktiv ist beziehungsweise Sport betreibt, hat einen größeren Grundumsatz als „Couch Potatoes". Frauen sind in diesem Punkt etwas benachteiligt. Sie haben von Natur aus einen etwa zehn Prozent niedrigeren Grundumsatz als Männer, da sie einen geringeren Anteil an Muskelmasse besitzen. Damit nicht genug – laut „Bauplan" ist ihr Körper auch mit mehr Unterhautfett „gepolstert". Dadurch wird weniger Wärme an die Umgebung abgegeben. Von der Evolution ist das wohl gut gemeint, denn Frauen können daher mit weniger Kalorien auskommen. Angesichts des heutigen Überangebots an Nahrungsmitteln erweist sich das aber als Bumerang.

Je mehr Muskeln, umso mehr Grundumsatz.

Eben dieses Phänomen macht übrigens Dicke noch dicker, egal ob Mann oder Frau. Infolge des vielen Unterhautfetts haben sie einen bis zu 15 Prozent niedrigeren Grundumsatz als normalgewichtige Personen. Fett „isoliert" nämlich, da es die Wärmeabstrahlung nach außen verringert. Bei gleicher Nahrungsaufnahme gibt ein Schlanker 200 bis 300 Kalorien pro Tag mehr an Wärme ab als ein Übergewichtiger.

Der zweite große Posten punkto Kalorienverbrauch ist der „Leistungsumsatz", also der Energieverbrauch durch körperliche Aktivitäten. Für den Leistungsumsatz gehen im Allgemeinen 20 bis 40

Prozent der aufgenommenen Kalorien auf. Bei Schwerstarbeit oder Hochleistungssport können es aber auch 100 Prozent sein. Ein gewisser Teil der verspeisten Kalorien geht auch für die Verdauungsarbeit selbst auf. Proteine zu verwerten ist am aufwendigsten, dann kommen Kohlenhydrate und dann Fette. Diese bringen also nicht nur die meisten Kalorien mit – sie gehen auch noch am leichtesten in den Körper.

Im Hinblick auf Sport und Bewegung ist auch der Energieverbrauch für Regeneration beziehungsweise Erholung interessant. Nach körperlichen Aktivitäten kehrt Ihr Stoffwechsel nämlich nicht sofort zum Ruheumsatz zurück. Je nach Intensität und Dauer der Belastung kann das durchaus vier bis acht Stunden dauern, dabei wird Energie für den Abbau von Stoffwechselendprodukten gebraucht und für die Regeneration belasteter Strukturen. Darüber hinaus produziert der Körper deutlich mehr Wärme wenn wir vor oder nach Mahlzeiten aktiv werden. Der Kalorienverbrauch dafür ist zwar nicht weltbewegend, wenn Sie aber regelmäßig, ein oder zwei Mal pro Tag körperlich aktiv sind beziehungsweise über einen längeren Zeitraum trainieren, wirkt sich das schon auf das Gewicht aus.

Nützen Sie den „Nachbrenneffekt"!

Wir brauchen immer weniger

Mit zunehmendem Alter kommt der Organismus mit deutlich weniger Kalorien aus. Das liegt an der Reduktion der Stoffwechselaktivität vieler Organe, insbesondere jedoch an der Abnahme der Muskelmasse. Eine Faustregel besagt, dass der Kalorienbedarf

- zwischen dem 30. und dem 50. Lebensjahr um etwa 10 Prozent,
- zwischen dem 51. und dem 70. Lebensjahr um etwa 12 bis 15 Prozent,
- und ab dem 71. Lebensjahr um weitere 7 bis 10 Prozent sinkt.

Dabei macht es einen großen Unterschied, ob man körperlich aktiv ist oder nicht.

Die Sache mit dem Gewicht

Um das Gewicht zu halten – der Energiebedarf verringert sich ja mit zunehmendem Alter – beziehungsweise Übergewicht abzubauen, sind immer zwei Dinge notwendig: Weniger Kalorien + mehr Bewegung. Aber Feste muss man feiern, wie sie fallen! Es geht nur darum, die „Sünden" wieder auszubügeln und das am besten gleich, dann verwandeln sie sich gar nicht erst in Speckfalten.

○ **Ein Beispiel:** Frau X ist 60 und hat daher einen Tageskalorienbedarf von rund 1600 kcal. Bei einer Geburtstagsfeier verspeist sie ein festliches Abendessen mit 2000 kcal. Wie macht sie das am besten wett? Auf jeden Fall gleich in den kommenden drei Tagen.

1. Pro Tag etwa um 400 Kalorien weniger essen. Das macht in drei Tagen rund 1200 Kalorien.
2. Etwa ein Fünftel der Tageskalorien durch mehr Sport verbrauchen: Frau X sollte in den drei folgenden Tage jeweils eine Stunde Nordic Walking machen, dabei verbraucht sie 3 mal 350 Kalorien.

Damit hat Frau X insgesamt 2250 Kalorien eingespart beziehungsweise zusätzlich verbraucht. Das Geburtstagsessen ist „gesühnt" – und die nächste Feier kann kommen.

1 g Kohlenhydrate	=	17,2 kJoule	=	4,1 kcal
1 g Fett	=	38,9 kJoule	=	9,3 kcal
1 g Eiweiß	=	17,2 kJoule	=	4,1 kcal
1 g Alkohol	=	30 kJoule	=	7,1 kcal

Diäten können Sie sich sparen

Es gibt eine Unzahl von Diäten, ob kohlenhydrat- oder eiweißbetont, ob mit Fruchtsäften, Obst oder Getreidebrei, die eine schnelle Gewichtsabnahme versprechen. Sie sind sinnlos, denn sie haben zwei ganz große Haken:

Der erste ist, dass eine schnelle Gewichtsabnahme immer auf Kosten von Muskeleiweiß sprich Muskelmasse geht. Sie werden bei vielen dieser Diäten zwar Gewicht verlieren, vor allem am Beginn. Aber bei einer zwei- bis dreiwöchigen Fastenkur müssen Sie schon mit einem Verlust von ein bis zwei Kilogramm Muskelmasse rechnen. Dadurch sinkt der Grundumsatz und bald geht nichts mehr. Abgesehen von möglichen Mangelerscheinungen bei längeren, einseitigen Diäten und von depressiven Verstimmungen, weil das Wunschgewicht ein Wunsch bleibt, werden Sie auch noch leistungsschwächer!

Der zweite große Haken ist der sogenannte „Jo-Jo-Effekt": An die 90 Prozent der Menschen, die mit einseitigen Diäten abnehmen, landen in weniger als einem Jahr wieder bei ihrem Ausgangsgewicht oder zumindest in dessen Nähe. Wird nämlich nach der Diät die gewohnte Kost wieder aufgenommen, folgt unweigerlich eine rasche Gewichtszunahme. Dabei wird aber nicht die verloren gegangene Muskelmasse ersetzt – eine Ausnahme wäre höchstens möglich, wenn man ein gezieltes Aufbautraining durchführt – die neuen Kilos gehen vielmehr in das Speicherfett. Das Ergebnis mehrerer solcher Fastenkuren sind die „schlanken Fetten" mit Normalgewicht, aber sehr viel Fett- und sehr wenig Muskelmasse.

Es gibt nur eine Lösung: Eine langsame Gewichtsreduktion mit einer ausgewogenen Reduktionskost verbunden mit körperlicher Aktivität, Sport und Training. Auf diese Weise bauen Sie Fett ab und erhalten Ihre Muskelmasse – oder bauen sie sogar weiter auf, was sich wiederum günstig auf den Grundumsatz und damit den Kalorienverbrauch auswirkt.

So funktioniert abnehmen: mehr Bewegung, weniger Kalorien.

Wussten Sie, dass...

... Sie Ihren Kalorienverbrauch auch etwas erhöhen können, indem Sie die Räume im Winter nicht überheizen? Der Körper verbraucht dann mehr Energie.

Werden Sie zum Feinschmecker!

Die richtige Verteilung der Hauptnährstoffe Eiweiß, Kohlenhydrat und Fett sowie der Begleitnährstoffe und Wirkstoffe (Vitamine, Mineralstoffe, Spurenelemente und diverser anderen Pflanzeninhaltsstoffe) ist besonders im mittleren bis höheren Lebensalter wichtig. Das hat seine guten Gründe, denn Verdauungssystem und Stoffwechsel lassen nach. Aber das können wir ausgleichen.

Hudeln bringt nichts. Das gilt auch für's Abnehmen.

Warum es gut tut, mit zunehmendem Alter mehr auf die Qualität der Ernährung zu achten.

- Die Leistungsfähigkeit des Verdauungsapparats sinkt.
- Der Blutzucker wird langsamer abgebaut, weil die Bauchspeicheldrüse nicht mehr so wie früher funktioniert.
- Die Nieren lassen nach.
- Nährstoffe, vor allem Vitamine, werden nicht mehr so gut aufgenommen.
- Der Fett-, Cholesterin- und Harnsäuregehalt im Blut steigt leicht.
- Bei einem nicht mehr ganz optimalen Gebiss können Kauschwierigkeiten auftreten. Die Aufspaltung der Nährstoffe wird dadurch erschwert.

- Schluckstörungen, Entzündungen der Speiseröhre oder des Magens können die Nahrungsaufnahme behindern.
- Der Durst lässt nach, der Körper würde aber eine vermehrte Flüssigkeitszufuhr brauchen. Die Körpergewebe speichern nun nämlich weniger Wasser und „schrumpfen".
- Der Geschmackssinn lässt nach, die Anzahl der Geschmacksknospen verringert sich. Das verleitet dazu, zu viel zu salzen.
- Mit dem Nachlassen der Verdauungstätigkeit werden auch Verstopfungen häufiger.

Sie können trotz Normal- oder Übergewicht unter „Mangelernährung" leiden.

Man glaubt es kaum: Auch in unseren Breiten kommt es gar nicht so selten vor, dass Menschen in fortgeschrittenem Alter unter einer Mangelernährung leiden. Das Gewicht tut dabei nichts zur Sache! Durch langfristig einseitige Ernährung und Reduktionskost vor allem in Verbindung mit körperlicher Aktivität oder durch bestimmte individuelle Veränderungen im Stoffwechsel können Defizite bei Nährstoffen, Vitalstoffen und „Radikalfängern" entstehen.

Aus vielen Untersuchungen ist bekannt, dass es älteren Menschen insbesondere an den Vitaminen aus der B-Gruppe, Vitamin C und D sowie an Magnesium, Kalzium, Kalium, Jod, Eisen, Zink und Magnesium fehlt.

Vielleicht ist ein Mangel an Nähr- und Vitalstoffen der Grund, dass Sie leicht müde werden, sich antriebslos, frustriert und deprimiert fühlen, sich nicht gerne und gut bewegen, Schwierigkeiten haben, sich zu konzentrieren und anfällig für Infektionskrankheiten wie Erkältungen sind. Wenden Sie sich an Ihren Arzt, gemeinsam können Sie klären, ob es für Sie reicht, auf die Ernährung zu achten, oder ob zumindest eine zeitweise Einnahme von Nahrungsergänzungsmitteln sinnvoll ist.

Eine Mangelversorgung kann an der Ernährung liegen...

- Wenig Obst: Mangel an Vitamin C
- Wenig Gemüse: Mangel an Vitamin C, Karotin, Folsäure, Ballaststoffen
- Wenig Milch und Milchprodukte: Mangel an Kalzium, Vitamin B2
- Wenig Vollkornprodukte: Mangel an Vitamin B1, B2 und B6, Magnesium, Ballaststoffen
- Wenig Fisch: Jod- und Eiweißmangel
- Kein Fleisch, wenig Milchprodukte: Mangel an Kalzium, Eisen, Zink, Vitamin B12 und Eiweiß.
- Flüssigkeitsmangel, besonders in den Sommermonaten.

... sie kann aber auch andere Ursachen haben.

- Nikotinmissbrauch: Mangel an Vitamin C und E, Selen
- Übermäßiger Alkoholkonsum: Mangel an Vitamin B1, Kalzium, Karotin, Magnesium, Vitamin C
- Wenig Bewegung im Freien: Vitamin D-Mangel

Nahrungsmittel als Lieferanten für Vitalstoffe

Vitamin B1: Vollkornbrot, Haferflocken, Schweinefleisch, Hefeprodukte, Hülsenfrüchte

Vitamin B2: Vollkornprodukte, grünes Gemüse, Milch und Milchprodukte, Hefeprodukte, Kartoffeln

Vitamin B6: Vollkornbrot, Gemüse, Fisch, Walnüsse, Kartoffeln

Vitamin B12: Makrele, Hering, Lachs, Kalbsleber, Rindfleisch, Camembert

Vitamin C: In allen Obst- und Gemüsesorten, besonders Zitrusfrüchten, Kiwi, Paprika und Petersilie

Vitamin D: Milch, Käse, Fisch

Kalzium: Milch und Milchprodukte, Sesam, Brokkoli

Kalium: Hülsenfrüchte, Gemüse, Bananen, Obst, Trockenfrüchte, Kartoffeln

Magnesium: Vollkornprodukte, Hülsenfrüchte, Sojabohnen, Gemüse, Milch, Leber, Geflügel, Fisch

Eisen: Fleisch, Vollkornprodukte, Gemüse, Hülsenfrüchte

Jod: Seefisch, Milch und Milchprodukte, Jodsalz

Antioxidantien

Verschiedene Inhaltsstoffe der Nahrung wirken als „Radikalfänger" und unterstützen damit den Körper in der Abwehr der schädlichen freien Radikale. Zu diesen Antioxidantien gehören vor allem die Vitamine A, C, E und Beta-Karotin, aber auch schwefelhältige Verbindungen, Selen und diverse Phytochemicals. Körpereigene schützende Enzyme sind unter anderem von der Zink-, Mangan-, Selen- und Kupferaufnahme abhängig.

Jeden Tag Obst und Gemüse – und das so oft wie möglich.

Entscheidend ist, dass solche antioxidativ wirksamen Substanzen in Kombination aufgenommen werden und sich gegenseitig ergänzen können, wie es zum Beispiel bei gesunden Ernährungsformen wie der mediterranen Küche der Fall ist. Das gilt auch für Nahrungsergänzungsmittel. Im Allgemeinen wirken „Antioxidantien-Cocktails" besser als einzelne Substanzen. Am besten Sie fragen Ihren Arzt, welche Kombinationen für Sie geeignet sind. Nicht zu vergessen: Regelmäßige körperliche Aktivität unterstützt den Körper im Kampf gegen die freien Radikale.

Die großen Drei:
Proteine, Kohlenhydrate und Fette

Proteine – Es darf ruhig ein bisschen mehr sein

Proteine verwöhnen Muskeln und Gehirn – Proteinstrukturen sind wichtig für Muskel- und Nervenzellen.

Die Proteine oder Eiweiße sind wesentliche Bestandteile unserer Zellen und in alle Funktionsabläufe des Organismus eingebunden, sei es als Bausteine, Enzyme, Transportmoleküle, Teile des Nervensystems, Hormon- und Stoffwechselregulatoren, Bestandteil der Immunabwehr und Funktionsträger der Muskulatur. Rund 10.000 verschiedene Proteine gibt es in unserem Körper. Proteine sind aus Aminosäuren aufgebaut, die acht „essentiellen" Aminosäuren müssen mit der Nahrung zugeführt werden, weil sie der Körper nicht selbst synthetisieren kann.

Da der Eiweißbedarf mit zunehmendem Lebensalter gleich bleibt, der Gesamtenergiebedarf aber sinkt, steigt der Prozentsatz an benötigtem Eiweiß von 10 bis 15 Prozent der täglichen Kalorienaufnahme auf 20 Prozent und mehr. Wichtig dabei ist, dass Sie möglichst hochwertiges Eiweiß mit vielen essentiellen Aminosäuren aufnehmen. Übrigens: Proteine haben den besten Sättigungseffekt – und sie helfen, den Blutzuckerspiegel in Zaum zu halten.

Empfohlene Eiweißprodukte:
- Mageres Fleisch und magerer Fisch
- Milch und Milchprodukte,
  z.B. fettarme Milch, Joghurt, Kefir, Molke, Topfen, Hüttenkäse, magere Käsesorten
- Sojaprodukte wie Tofu
- Hülsenfrüchte und Kartoffeln in Kombination mit Eiern

Es muss nicht immer Fleisch sein! Diese Zutaten ergänzen sich optimal – und schaffen einen „Mehrwert" beim Essen:
- Getreide + Milchprodukte,
  z.B. Haferflockenbrei, Milchreis, Käsebrot, Hirseauflauf
- Hülsenfrüchte + Milchprodukte,
  z.B. Bohneneintopf, Hüttenkäse mit Obst als Dessert
- Milchprodukte + Kartoffeln,
  z.B. Kartoffelpüree oder Kartoffelauflauf mit Gemüse und Käse überbacken
- Ei + Kartoffeln,
  z.B. Kartoffeln mit Rührei beziehungsweise Spiegelei und Spinat oder Bauernomelette

Nichts als Vorurteile

⊙ „Eiweißreiche Produkte übersäuern den Körper und begünstigen dadurch Osteoporose."
Das kann nur passieren, wenn Säuren und Basen nicht im Gleichgewicht sind. Dies können Sie ganz einfach vermeiden, indem Sie Fleisch-, Fisch- und Käsemahlzeiten grundsätzlich mit großen Portionen Salat oder Gemüse genießen und zwischendurch viel Obst essen. Es gibt Hinweise, dass eine erhöhte Eiweißzufuhr sich dann sogar günstig auf die Knochengesundheit auswirkt.

⊙ „Ein erhöhter Eiweißkonsum schädigt die Nieren."
Dafür gibt es bei Gesunden keine Hinweise. Wenn Sie an einer Nierenerkrankung leiden, ist das freilich etwas anderes. Besprechen Sie am besten mit Ihrem behandelnden Arzt, welche Diät für Sie geeignet ist.

⊙ „Ein erhöhter Eiweißanteil in der Nahrung erhöht das Gicht-Risiko."
Eiweiß allein macht noch keine Gicht. Die Gicht mit ihren schmerzhaften Reizungen, Entzündungen und „Gichtanfällen" geht auf Ablagerungen von Harnsäurekristallen in bestimmten Organen, vor allem in den Gelenken, zurück. Damit der Harnsäurespiegel im Blut dafür aber „hoch genug" ist und das dauerhaft, müssen schon mehrere Faktoren zusammen kommen: eine genetische Veranlagung, langfristige Überernährung mit Übergewicht, Bewegungsmangel und regelmäßig hoher Alkoholkonsum.

Kohlenhydrate – ganz nach Bedarf

Kohlenhydrate liefern den Brennstoff schlechthin: Zucker. In welcher Form auch immer die vielgesichtigen Kohlenhydrate aufgenommen werden – in die Zellen des Körpers können sie nur in Form von Glukose (=Traubenzucker) gelangen. Daher werden alle Kohlenhydrate in Glukose umgewandelt. Glukose kann zwar als Glykogen in den Muskeln und in der Leber gespeichert werden, aber nicht sehr lange und auch nicht in größerem Umfang. Wie viel Sie an Kohlenhydraten zu sich nehmen, hängt also ziemlich stark vom unmittelbaren Bedarf (Stichwort intensiverer Sport) ab.

Kohlenhydrate haben viele Gesichter.

Kohlenhydrate haben viele Gesichter – vom einzelnen Zuckermolekül über Zweifach- oder Mehrfachzucker bis zu langkettigen, manchmal verzweigten Stärkemolekülen („komplexe Kohlenhydrate"). Alle bestehen sie aus Zuckermolekülen, bei denen es wiederum eine ganz Palette unterschiedlicher Arten gibt. Glukose eben, oder Fruktose, oder Maltose usw. Glukose und Fruktose bilden übrigens als Zweifachzucker die Saccharose, den „Zucker" schlechthin, den wir täglich verwenden.

Wie rasch Kohlenhydrate ins Blut gelangen, hängt ganz davon ab, in welcher Form sie verspeist werden. Bei den „süßen" Zuckern geht das schnell (am schnellsten natürlich beim Traubenzucker). Stärke hingegen muss erst in ihre Bausteine, die Zuckermoleküle „zerlegt" werden, daher dauert es länger. Stärkeprodukte werden daher auch als „langsame" Kohlenhydrate bezeichnet.

Was das Insulin tut

Das in der Bauchspeicheldrüse gebildete Hormon Insulin „öffnet" quasi die Körperzellen, damit sie Glukose aufnehmen können. Die Insulinproduktion richtet sich immer nach dem Bedarf, das heißt, nach der in der Blutbahn zirkulierenden Menge an Zucker.

„Kohlenhydratfalle Nr. 1" – Blutzucker Zickzack

Da im Alter die Funktion der Bauchspeicheldrüse abnimmt, ist es wichtig, mit Insulin sparsam umzugehen. Das ist einfach: Blutzuckerspitzen durch „Zuckerstöße" vermeiden. Erstens wird die Bauchspeicheldrüse dabei enorm belastet, zweitens sackt der Blutzuckerspiegel danach wieder weit unter das normale Niveau ab. Das Resultat: Der Hunger kommt sofort wieder. Wie das eben so ist, greift man dann zur nächsten süßen Näscherei und das „Blutzucker-Zick-Zack-Spiel" beginnt von neuem. Diese Kohlenhydratfalle ist auch eine Kalorienfalle!

„Kohlenhydratfalle Nr. 2" – Ständiger Zuckerüberschuss

Je höher der Kohlenhydratverzehr insgesamt, desto höher ist der Insulinbedarf und damit die Insulinausschüttung aus der Bauchspeicheldrüse. Deren Kapazität – die mit zunehmendem Alter ohnehin nachlässt – kann sich aber durch andauernde Überproduktion von Insulin auf Grund exzessiver Kohlenhydraternährung mit der Zeit erschöpfen. Dann hinkt die Produktion von Insulin ständig hinter dem Bedarf nach und der Blutzuckerspiegel ist chronisch überhöht. Kommt Ihnen das bekannt vor? Genau, so beginnt Diabetes Typ 2.

„Kohlenhydratfalle Nr. 3" – „Böses" Cholesterin steigt an

Neben der Entfernung des Zuckers aus der Blutbahn hat Insulin noch eine weitere wichtige Funktion: Es bestimmt die Speicherrate von Fetten mit. Wenn die Glukosekonzentration im Blut hoch ist, veranlasst das Insulin, dass die Fettsäuren, die ebenfalls im Blut kreisen, vermehrt als Fett gespeichert werden. Da ja genug Glukose da ist, werden diese Fett-Energiereserven nicht gebraucht. Leider wird dabei aber vor allem das „gute" HDL-Cholesterin aus dem Verkehr gezogen.

Empfohlene Kohlenhydrat-Produkte

Der beste Zucker kommt aus Vollkornprodukten.

- Brot, Gebäck und Teigwaren aus Vollkorn. Sie enthalten nicht nur „langsame" Kohlenhydrate, sondern sind auch reich an Ballaststoffen, Vitaminen, Mineralstoffen, Spurenelementen und Geschmacksstoffen. Sie sind die wahren Grundnahrungsmittel und nicht Weißbrot & Co.
- Erdäpfel, Reis („Naturreis"), Getreide
- Hülsenfrüchte wie Erbsen, Bohnen, Linsen
- Obst, frisch und getrocknet
- Gezuckerte Snacks fallen in die Kategorie „Luxus".

Wussten Sie, dass ...

... Sie vor längeren Berg- oder Radtouren oder anderen intensiveren sportlichen Aktivitäten bei Kohlenhydraten getrost etwas kräftiger zuschlagen dürfen? Damit sichern Sie Ihre Leistungsfähigkeit.

... Sie mit Sport und Bewegung Insulin sparen können? Sobald Sie aktiv werden, nehmen die Körperzellen den Blutzucker viel bereitwilliger auf – und das bis zu 24 Stunden lang. Ihre Bauchspeicheldrüse wird es Ihnen danken.

Glykämischer Index

Diese Empfehlungen machen den Umgang mit Kohlenhydraten schon leichter. Vielleicht möchten Sie aber noch mehr darüber wissen. Viele Experten sind der Ansicht, dass der so genannte glykämische Index (GI) helfen kann, die Kohlenhydrate auf vernünftige und gesundheitsfördernde Art einzuteilen (Glyx-Konzept). Das ist natürlich nicht die einzige Möglichkeit, aber einiges spricht für dieses Schema, und deshalb wird es hier genauer vorgestellt. Doch Diäten, die einzig und allein auf der Basis des glykämischen Index beruhen, sind wie alle einseitigen Reduktionsmethoden nicht zu empfehlen.

Der „glykämische Index" ist ein Maß für die Wirkung, die ein Lebensmittel auf den Blutzuckerspiegel hat. Ist der glykämische Index hoch, kommt schnell und viel Zucker ins Blut. Bei einem niedrigen glykämischen Index ist es genau umgekehrt. Wie wir mittlerweile wissen, ist das günstiger, gesünder und wünschenswerter. Somit sind die Nahrungsmittel mit niedrigem glykämischen Index die „guten". Das heißt natürlich nicht, dass diejenigen mit hohem glykämischem Index verboten sind. Sie gehören einfach in die Kategorie „Luxus". Ein GI unter 55 gilt als niedrig, zwischen 55 und 70 als mittel und über 70 als hoch.

Quelle: N. Worm,
Glücklich und Schlank
– Logi-Methode, Verlag
Systemed, 2003

	Glykämischer Index	Glykämische Last pro 100 Gramm	Glykämische Last pro Portion / in Gramm
Roggenvollkornbrot	58	27	14/50 g
Weißbrot	70	33	10/30 g
Langkorn-Wildreis-Mischung	54	13	28/180 g
Nudeln (eiweißreich)	28	10	10/100 g
Heurige Kartoffeln	57	8	16/200 g
Karotten roh	47	4	5/150 g
Apfel	38	5	6/125 g
Banane	52	10	13/125 g
Linsen	29	3	5/150 g
Joghurt, natur	36	2	2/150 g
Vollmilch	44	7	14/200 g
Orangenlimonade	68	9	46/500 g
Pizza mit Käse	60	16	41/250 g
Eiscreme	61	16	12/75 g
Reiscracker	82	73	36/50 g

Der glykämische Index hat einen Nachteil: Die Angaben beziehen sich immer auf 50 Gramm Traubenzucker. Die entsprechende Menge eines Nahrungsmittels ist manchmal aber meilenweit davon entfernt, was man normalerweise essen würde. So würden zum Beispiel 50 Gramm Traubenzucker gleichzusetzen sein mit 800 Gramm Wassermelone, 600 Gramm Karotten, 130 Gramm Vollkornbrot oder 100 Gramm Weißbrot. Während die Brotmengen durchaus üblich sind, verspeist kaum jemand diese Menge an Karotten auf einmal.

Um den glykämischen Index praktischer zu machen, wurde der Begriff der glykämischen Last (GL) eingeführt. Sie gibt an, wie groß die Belastung für die Bauchspeicheldrüse ist, weil sie mehr Insulin produzieren muss, damit die überschüssige Glukose aus dem Blutkreislauf entfernt werden kann. Als niedrig gilt eine glykämische Last bis 10, als mittel zwischen 11 und 19 und als hoch darüber. Idealerweise sollte die glykämische Last unter 80 pro Tag liegen, über 120 gilt sie als hoch.

Oben einige Beispiele für den glykämischen Index und die glykämische Last pro 100 Gramm beziehungsweise pro „übliche" Portion eines Nahrungsmittels oder Getränks.

Fette – die Guten ins Kröpfchen

Fette sind Bestandteile von Zellmembranen, „Ausgangsmaterial" für die Bildung von biologisch wirksamen Substanzen – und sie sind der Energiespeicher schlechthin. Fette können chemisch recht unterschiedlich aufgebaut sein, eine Eigenschaft haben sie alle gemeinsam: Sie mischen sich nicht mit Wasser.

Den klassischen Ernährungsrichtlinien entsprechend sollte die Kost 28 bis 30 (maximal 35) Energieprozente Fett enthalten. Darin sollten gesättigte Fettsäuren (keine Doppelbindung), einfach ungesättigte Fettsäuren (eine Doppelbindung) und mehrfach ungesättigte Fettsäuren (mehrere Doppelbindungen) etwa zu gleichen Teilen vorkommen. Da wir aber ohnehin „automatisch" ziemlich viele gesättigte Fette zu uns nehmen, können wir unser Augenmerk getrost auf die ungesättigten Fette legen – dann liegen wir schon ziemlich richtig.

Fette nicht verteufeln, sondern die „guten" heraussuchen.

Was heißt hier „gesättigt"?
- Butter- und Milchfett, Schweineschmalz und Kokosfett sind besonders reich an gesättigten Fettsäuren.
- Olivenöl, Rapsöl und Erdnussöl haben viele einfach ungesättigte Fettsäuren.
- Maiskeimöl, Sojaöl, Sonnenblumenöl und Distelöl sind reich an mehrfach ungesättigten Fettsäuren.

Ein weiteres, mit zunehmendem Alter immer wichtigeres Qualitätsmerkmal von Fetten ist der Gehalt an Omega-3- beziehungsweise Omega-6-Fettsäuren. Vor allem durch die zunehmende Verwendung von Mais- und Sonnenblumenöl in den vergangenen Jahrzehnten hat sich das Verhältnis in Richtung der Omega-6-Fettsäuren verschoben. Dem gilt es nun entgegenzusteuern.

Empfehlungen zum Umgang mit Fetten:
- Die besten Quellen für Omega-3-Fettsäuren sind Seefisch, Wild, mageres Fleisch aus artgerechter Haltung, Rapsöl, Walnüsse und Leinsamen beziehungsweise daraus hergestellte Öle.
- Fette mit hohem Anteil an Omega-6-Fettsäuren wie etwa Sonnenblumen-, Maiskeim-, Weizenkeim-, Distel- und Traubenkernöl eher nur für Salate verwenden.
- Kalt gepresste Pflanzenöle wie Oliven-, Sonnenblumen- oder Distelöl sind generell für Salate gut geeignet, aber auch, um Gemüse zu dünsten.

- Raps- und Olivenöl kann auch gut erhitzt werden. Rapsöl eher für Fleisch und Olivenöl eher für Fisch verwenden.
- Bei Gemüse findet sich vor allem in grünem Blattgemüse wie Spinat oder Mangold ein hoher Anteil an Omega-3-Fettsäuren.
- Verzehren Sie vorwiegend Fisch, beziehungsweise fettarmes Fleisch von Wild, Rind, Lamm und Geflügel. Entfernen Sie von fetten Teilstücken möglichst viel sichtbares Fett. So sparen Sie gesättigte Fettsäuren. Bei Beilagen können Sie dann die wertvollen Öle einsetzen.

Phänomen Kreta-Diät

Essen Sie sich gesund. So bleiben Sie auch jünger.

Lernen wir von unseren südeuropäischen Nachbarn! Traditionellerweise haben die Bewohner mediterraner Regionen zwar einen beträchtlichen Fettkonsum – trotzdem liegt ihre Lebenserwartung deutlich über derjenigen in den nördlichen Regionen unseres Kontinents. Spitzenreiter dabei sind die Kreter mit einer phänomenalen Langlebigkeit und sehr niedrigen Raten an Herz-Kreislauferkrankungen und Krebs. Einer der Schlüssel dafür dürfte sein, dass die Küche der Kreter auf Olivenöl basiert. Olivenöl mit seinem hohen Anteil an einfach ungesättigter Ölsäure bietet ein optimales Fettsäureverhältnis. Es liefert einen hohen Anteil an Omega-3-Fettsäuren und darüber hinaus viele wertvolle Phenolsäuren, die die Gefäße schützen. Sie müssen sich nun nicht auf Kreta ansiedeln, um die Vorteile der dortigen Ernährung für sich zu nutzen. Geben Sie Ihrem Speiseplan einfach einen „Hauch von Mittelmeer".

Die Eckpfeiler „mediterraner" Ernährung sind täglich frische Lebensmittel als Salate und reife Früchte; zweimal täglich Gemüse; hochwertige Öle wie Olivenöl; Fleisch oder Wurst nicht jeden Tag; öfters Meeresfisch; viel frische Kräuter und Knoblauch; regelmäßig aber mäßig Rotwein zum Essen – und schließlich: Im Süden speist man mit Muße und Freude!

Jung bleiben mit Obst & Gemüse

Aus der Unzahl pflanzlicher Inhalts- und Wirkstoffe – sie werden auch Phytochemicals genannt – sind einige besonders bei zunehmendem Alter interessant. Hier eine Auswahl:

- Polyphenole sind sehr wirksame Antioxidantien und vor allem in Gemüse, Zwiebel, Obst, Soja, Wein, Tee und Schokolade enthalten. Bisherigen Untersuchungen zufolge können sie unter anderem den Alterungsprozess der Gefäßwand hinausschieben.

- Pflanzliche Sterole finden sich in verschiedenen Pflanzenölen, vor allem im Olivenöl. Ihre Wirkung besteht in einem Cholesterin senkenden und Arteriosklerose bremsenden Mechanismus durch Hemmung der Aufnahme von Cholesterin.
- Pflanzliche Schwefelverbindungen kommen vor allem in Zwiebeln und im Knoblauch vor. Sie sind im Stande, den Cholesterinspiegel und den Blutdruck zu senken sowie das Zusammenballen von Blutplättchen zu verringern.
- Phytoöstrogene finden sich zum Beispiel in Sojamehl, Getreide, Leinsamen, Brokkoli, Karotten, Rotklee, Johannisbeeren. Phytoöstrogene können den typischen Veränderungen des weiblichen Körpers im Alternsgang entgegenwirken, die nach dem Wechsel und Absinken des körpereigenen Östrogenspiegels eintreten.

Obst und Gemüse bremsen das Altern.

Wein – „die Milch des Alters"

Wein, insbesondere Rotwein, tut Herz und Gefäßen gut. Viele Studien bestätigen, dass regelmäßiger Genuss mäßiger Mengen die Häufigkeit von Herz- und Gefäßkrankheiten senken und die Lebenserwartung erhöhen kann. Zu danken dürfte das vor allem dem Resveratrol sein, das günstige Wirkungen auf den Cholesterinspiegel und die Endothelfunktion hat, Entzündungen entgegen wirkt und das Blut dünnflüssiger macht. Aber auch andere Inhaltsstoffe dürften mitspielen. Dazu gehören Tannine und Polyphenole, die durch die Lagerung in Eichenfässern in den Wein gelangen, weiters Schwefelverbindungen und der Alkohol selbst. Übrigens sind einige positive Wirkungen auch von Bier zu erwarten, von harten Getränken jedoch nicht.

Und das ist die gesunde Dosis: Bei einem durchschnittlichen Wein mit etwa 12 Volumsprozent Alkohol liegt sie für Frauen bei etwa ein (bis zwei) Gläsern (je ⅛ Liter) und für Männer bei etwa zwei (bis drei) Gläsern. Diese Mengen gelten aber nur, wenn Sie gesund sind und nicht an Leber-, bestimmten Stoffwechsel- beziehungsweise Herz-Kreislauferkrankungen leiden. Im Zweifelsfall lassen Sie sich von Ihrem Hausarzt beraten.

Tipps – immer richtig
- **Trinken, trinken, trinken**
  Mindestens eineinhalb Liter kalorienarme Getränke wie Wasser, Kräutertees oder verdünnte Säfte. Insgesamt brauchen wir je nach Außentemperatur 2,5 bis 3,5 Liter Flüssigkeit pro Tag

– den „Rest" nehmen wir mit der Nahrung auf. Molke ist auch sehr zu empfehlen, besonders bei intensiveren sportlichen Aktivitäten. Es ist wichtig, sich eine gewisse Menge als Ziel zu setzen, da das Durstgefühl nachlässt. Verbessern können Sie die Flüssigkeitsbilanz auch mit wasserreichem, saftigem Gemüse und Obst. Achtung: Beim Sporteln verlieren Sie durch Schwitzen 0,5 bis 1,5 Liter pro Stunde, im Sommer noch mehr. Rechtzeitig trinken, bevor der Mund noch trocken wird. Außerdem: viel Flüssigkeit unterstützt die Verdauung und beugt damit auch Verstopfungen vor.

○ Würzen statt salzen

Überprüfen Sie Ihre „Salzgewohnheiten"! Es ist ganz natürlich, dass Sie mit zunehmendem Alter vieles als nicht ausreichend gewürzt empfinden. Salz ist jedoch nicht das richtige Mittel dagegen, Gewürze sind die Lösung. Probieren Sie die ganze Vielfalt aus dem Kräutergarten, an heimischen und exotischen Gewürzen – und entdecken Sie, dass es nicht nur gut schmeckt, sondern auch gut tut.

○ Single? Trotzdem kochen!

Auch im Ein-Personen-Haushalt lohnt es sich zu kochen. Sie werden es an Gesundheit, Wohlbefinden und Leistungsfähigkeit merken. Man kann sich die Sache einfacher machen, wenn man auf Vorrat kocht und portionsweise einfriert. Ob alleine, zu zweit oder in größerer Gesellschaft: Drei Mahlzeiten am Tag sollten es schon sein. Bei intensiverer sportlicher Betätigung verteilt man die Nahrungsaufnahme am besten dann auf fünf Einheiten.

○ Knochennahrung

Für die Festigkeit der Knochen lohnt es sich, mit zunehmendem Alter vermehrt zu kalziumreichen Lebensmitteln zu greifen, insbesondere zu mageren Milchprodukten. Halten Sie sich viel im Freien auf, denn nur durch Sonnenlicht wird im Körper Vitamin D gebildet, das für die Einlagerung von Kalzium im Knochen wichtig ist. Vertragen Sie Milchprodukte nicht gut – meist liegt das am Milchzucker, der zu Durchfall, Blähungen oder auch Bauchschmerzen führen kann – greifen Sie zu Sauermilchprodukten, vor allem Joghurt. Ergänzen Sie mit kalziumreichen Mineralwässern (mindestens 120 bis 150 mg Kalzium pro Liter) sowie kalziumreichen Gemüsesorten wie zum Beispiel Lauchgemüse oder Brokkoli.

Sport und „Nahrungsergänzungsmittel"

In fortgeschrittenem Alter kann es sinnvoll sein, belastungsbe-
dingte Ermüdungsphasen mit Hilfe der Ernährung beziehungsweise
„intelligenten Präparaten" schneller auszugleichen. Nahrungser-
gänzungsprodukte, die dem mittleren beziehungsweise höheren
Lebensalter angepasst sind, sollen neben Mikronährstoffen wie
Vitaminen, Spurenelementen und Antioxidantien auch Aminosäuren enthalten, die anabole, also Eiweiß aufbauende Prozesse fördern. Solche Präparate werden schon in den kommenden Jahren
eine zunehmende Rolle spielen, besonders für ältere Sporttrei-
bende. Wenn es Ihnen gelingt, die Wirkungen aufbauender Hormone durch zugeführte Substanzen zu unterstützen, sind Sie wieder ein Stück näher daran, „biologisch" jünger zu bleiben.

Nahrungsergänzung bei Sport kann sinnvoll sein.

Dinner Cancelling – was dahinter steckt

In Tierversuchen hat sich gezeigt, dass eine stark kalorienredu-
zierte Ernährung die Anfälligkeit für alternsbedingte Erkrankungen
senkt und die Lebenserwartung deutlich erhöht. Vieles spricht dafür, dass dies auch bei Menschen so ist. Allerdings scheinen hier
„Ruhepausen" für das Verdauungssystem zu genügen.
Dementsprechend geht es beim „Dinner Cancelling" darum, die
Kalorienaufnahme für 15 bis 16 Stunden zu senken beziehungsweise ganz auszulassen. Das muss man aber nicht jeden Tag machen. Es genügt, wenn man an zwei Tagen in der Woche nach 17
Uhr nichts mehr isst. An den übrigen fünf Wochentagen sollen
nach 17 Uhr aber nur kleine und kohlenhydratfreie beziehungsweise -arme Speisen mit einem niedrigen oder mittleren glykämischen Index eingenommen werden. Berufstätigen mag das mit-
unter schwer fallen, es ist aber wert, darauf hinzuarbeiten. In der
Pension wird es dann leichter.
Tipp: Das Abendessen schrittweise, so um fünf bis zehn Minuten
pro Tag, vorverlegen. Dann fällt die Umstellung leichter. Sport und
kulturelle Events am Abend lenken auch ab.

Und warum soll Dinner Cancelling funktionieren? Offensichtlich
regeneriert sich der Körper im Schlaf besser, wenn er nicht mit
Verdauen beschäftigt ist und ganz besonders nicht mit Kohlenhydraten belastet ist. Die für die Regenerationsprozesse so wichtigen
Wachstumshormone können ungestört arbeiten. Der geringere Energieumsatz verringert wahrscheinlich die Belastung durch Sauer-

stoffradikale und die Reparaturmechanismen werden weniger beansprucht. Auch die Insulinsensivität der Zellen sollte höher sein und damit die Neigung zu Diabetes Typ 2 geringer.

Stichwortverzeichnis

Wenn Sie sich mit Bewegung, Sport und Training näher beschäftigen wollen oder Informationen zu Detailfragen suchen, empfehlen wir folgende Bücher.

- **Bewegung im Alltag, Sport und Training:**
  Norbert Bachl, Werner Schwarz, Johannes Zeibig:
  Fit ins Alter, SpringerWienNewYork, 2006
  ISBN 3-211-23523-X

- **Einstellungen, Seele, Lebensfreude:**
  Roman Braun, Helmut Gawlas, Amanda Schmalzl, Edgar Dauz:
  Die Coaching Fibel, Linde International, Wien, 2004
  ISBN 3-709-30043-6

- **Ernährung, glykämischer Index, LOGI-Index:**
  Nicolai Worm:
  Diätlos Glücklich, Systemed, 2003
  ISBN 3-927-37225-0